螺旋肌肉链训练

治疗椎间盘突出和脊柱侧弯

［捷克］ 理查德·施米西科 ｜ 凯瑟琳·施米西科娃 ｜ 苏珊·施米西科娃/著

隋鸿锦 ｜ 于胜波 ｜ 李哲 等/译

电子工业出版社·

Publishing House of Electronics Industry

北京·BEIJING

译者名单

主　译：

隋鸿锦	大连医科大学
于胜波	大连医科大学
李　哲	广东医科大学

副主译：

郑　楠	大连医科大学
张健飞	大连医科大学
郑　硕	大连医科大学附属第二医院
张志宏	大连医科大学
李菲菲	大连医科大学
朱炜楷	大连医科大学附属第一医院
迟彦艳	大连医科大学
付　媛	广东医科大学
焦　琳	沈阳师范大学

译者序

2017年，"人体的奥秘"巡回展览在捷克布拉格举办。其后不久，我便收到了署名为理查德·施米西科的来信。在信中理查德提到他参观了"人体的奥秘"展览，对展出的人体标本非常欣赏；希望能够与我建立合作关系，并且希望我授权他使用展览中的一些图片。因为经常收到此类来信，我并没有太在意，只是客气地回信表示感谢，同时希望能对他的工作有更多的了解。

随后，理查德便通过邮件发来了他的PPT，简要地介绍了他的工作。为了展示合作计划，他还专门附上了用"人体的奥秘"展览中的标本图片做出的螺旋肌肉链理论说明。

他的PPT让我睁大了眼睛。"上工治未病"，健康对人生的重要是不言而喻的。理查德独创的螺旋稳定理论是一种全新的健身理论，有科学性，同时又简易可行，在现今的中国社会一定会有巨大的需求，对中国的全民健康事业一定会有很大的促进作用。

所以我立即向理查德发出了邀请，希望他能尽快到大连访问，当面交流。

2017年12月，理查德借出访韩国之机，顺路来到了大连，并在12日下午在大连医科大学的解剖学教研室做了学术报告。这是他在中国的首场学术报告。

谈起肌肉链，谈起螺旋稳定，理查德滔滔不绝，甚至让人难以插话。原定40分钟的报告，理查德一口气讲了2个小时。当讲到康复训练治疗脊柱侧弯的时候，理查德展示了几个案例的照片。这时，专程从深圳飞到大连的著名康复培训师、广东医科大学解剖学教研室的李哲老师情不自禁地鼓起掌来。

康复治疗是近年来在国际上备受瞩目和认可的一种治疗手段，国内也开始了这方面的探索。通过康复手法对背痛、脊柱侧弯甚至椎间盘突出进行治疗，是对患者的肌肉进行自身重塑。这不仅避免了过度医疗，减轻了患者的痛苦和经济负担；更重要的是它治本而非治标，是一项彻底治疗。它可以让患者过上正常的生活，重新走入社会。

12日当晚，我们三名主译便和理查德达成共识，会尽快翻译他的作品并在中国出版，推广这项技术。我们确信理查德的理论及康复方法一定会在中国得到广泛的应用，并一定会为中国的全民健康做出巨大贡献。

于CA8933（大连—深圳）航班上

2017.12.13

螺旋肌肉链运动稳定

Serratus Anterior（SA）——前锯肌
Pectoralis Major（PM）——胸大肌

Trapezius（TR）——斜方肌
Latissimus Dorsi（LD）——背阔肌

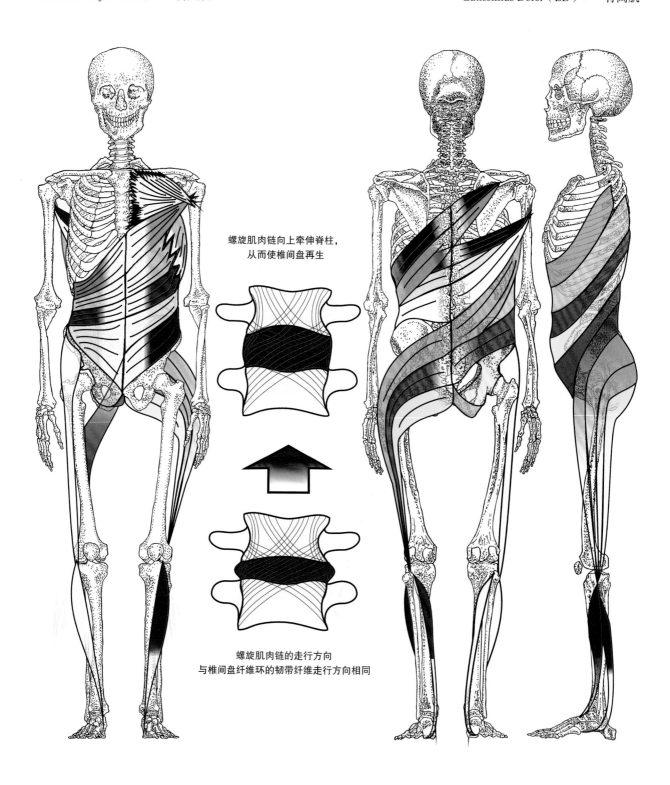

螺旋肌肉链向上牵伸脊柱，
从而使椎间盘再生

螺旋肌肉链的走行方向
与椎间盘纤维环的韧带纤维走行方向相同

垂直肌肉链静态稳定

Rectus Abdominis（RA）——腹直肌
Iliopsoas（IP）——髂腰肌

Erector Spinae（ES）——竖脊肌
Quadratus Lumborum（QL）——腰方肌

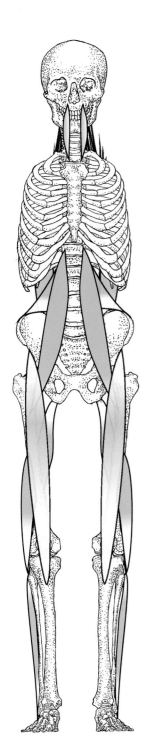

垂直肌肉链向下压迫脊柱，
导致椎间盘退变

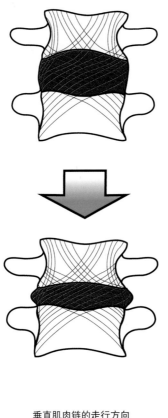

垂直肌肉链的走行方向
与椎间盘纤维环的韧带纤维走行方向完全不同

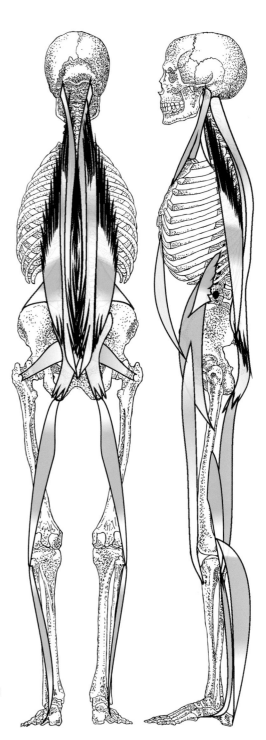

目　　录

第一章
背部疼痛和椎间盘突出的致病原因

运动动力学的脊柱螺旋稳定

　　脊柱的形态和功能受臀和肩运动的影响。首先，臀肩的向后运动与背阔肌和斜方肌有关系，而这些肌能激发螺旋肌肉链的活动。螺旋肌肉链内旋环绕腰身，牵拉脊柱向上，稳定脊柱，使其能够以最适宜的、最稳定的步态完成旋转动作。

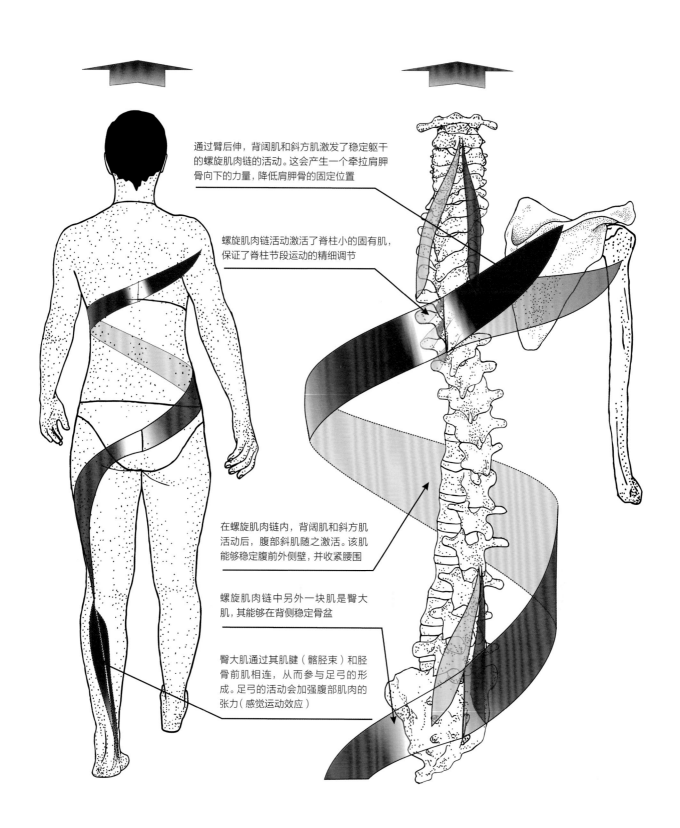

通过臀后伸，背阔肌和斜方肌激发了稳定躯干的螺旋肌肉链的活动。这会产生一个牵拉肩胛骨向下的力量，降低肩胛骨的固定位置

螺旋肌肉链活动激活了脊柱小的固有肌，保证了脊柱节段运动的精细调节

在螺旋肌肉链内，背阔肌和斜方肌活动后，腹部斜肌随之激活。该肌能够稳定腹前外侧壁，并收紧腰围

螺旋肌肉链中另外一块肌是臀大肌，其能够在背侧稳定骨盆

臀大肌通过其肌腱（髂胫束）和胫骨前肌相连，从而参与足弓的形成。足弓的活动会加强腹部肌肉的张力（感觉运动效应）

脊柱垂直静态稳定（休息体位）

　　休息时，肩胛骨固定，脊柱通过沿着脊柱分布的肌肉——垂直肌肉链维持稳定。这些肌肉收缩时与脊柱紧贴，会限制脊柱运动。脊柱虽稳固，但没有活动度。在休息状态下，身体可以维持这种垂直静态稳定状态数小时，如在计算机前久坐工作。因此，垂直肌肉链的活动挤压了脊柱，压薄了椎间盘。

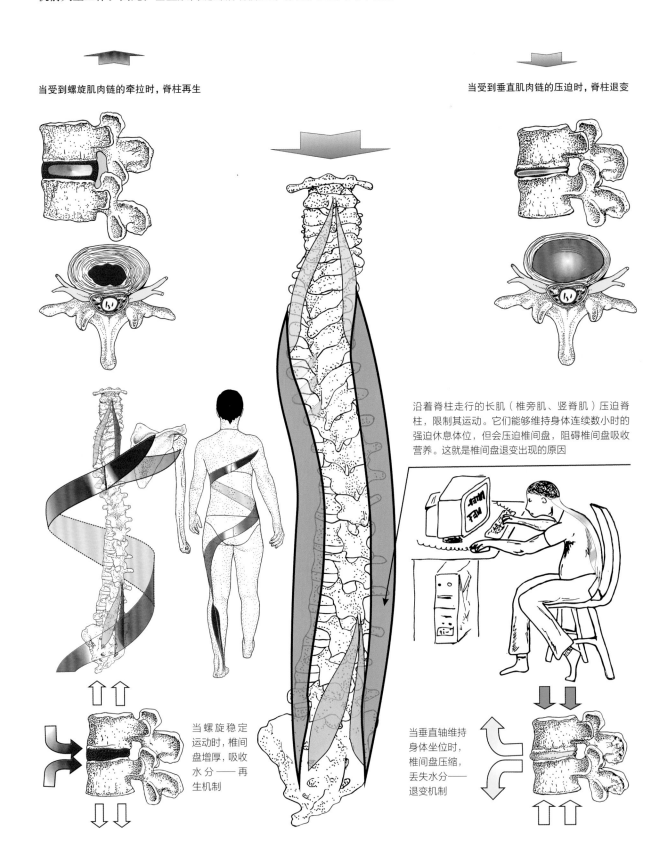

当受到螺旋肌肉链的牵拉时，脊柱再生

当受到垂直肌肉链的压迫时，脊柱退变

沿着脊柱走行的长肌（椎旁肌、竖脊肌）压迫脊柱，限制其运动。它们能够维持身体连续数小时的强迫休息体位，但会压迫椎间盘，阻碍椎间盘吸收营养。这就是椎间盘退变出现的原因

当螺旋稳定运动时，椎间盘增厚，吸收水分——再生机制

当垂直轴维持身体坐位时，椎间盘压缩，丢失水分——退变机制

椎间盘退变

　　椎间盘退变可以出现急性病变——椎间盘突出或者呈现渐进的椎间盘退变。当一个椎间盘变薄后，椎间关节和椎体就会出现应力过载，导致椎间盘关节病（脊柱关节病）和椎体变形（脊椎病）。脊柱就会因骨质增生和椎管狭窄而逐渐出现绞锁。

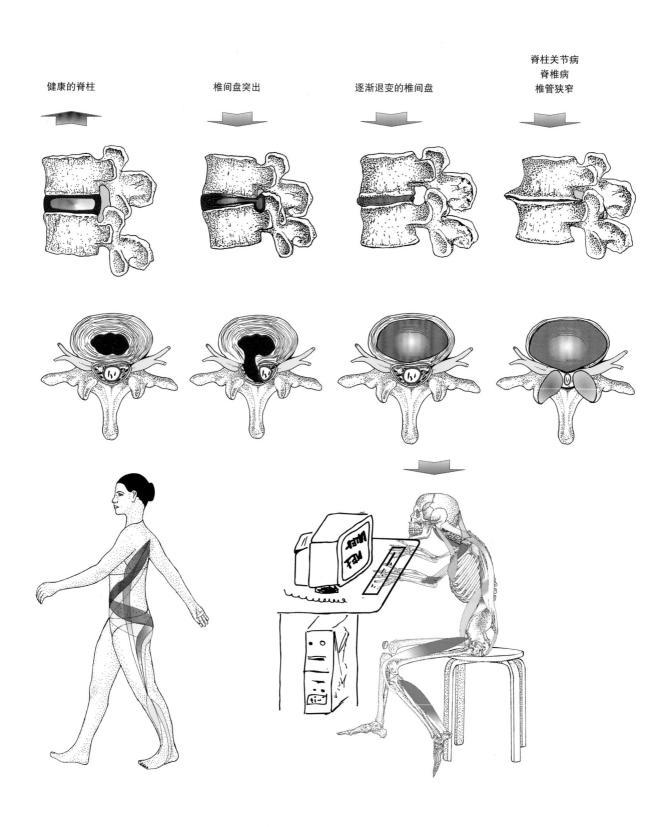

健康的脊柱　　　　　　椎间盘突出　　　　　　逐渐退变的椎间盘　　　　脊柱关节病
　　　　　　　　　　　　　　　　　　　　　　　　　　　　　　　　脊椎病
　　　　　　　　　　　　　　　　　　　　　　　　　　　　　　　　椎管狭窄

椎间盘再生

　　椎间盘退变的所有阶段都可以全部或者部分通过螺旋稳定训练得到恢复。患者的健康状况可以得到充分改善，而且能够无痛生活；但是，我们必须一直采取利于椎间盘再生的生活方式。

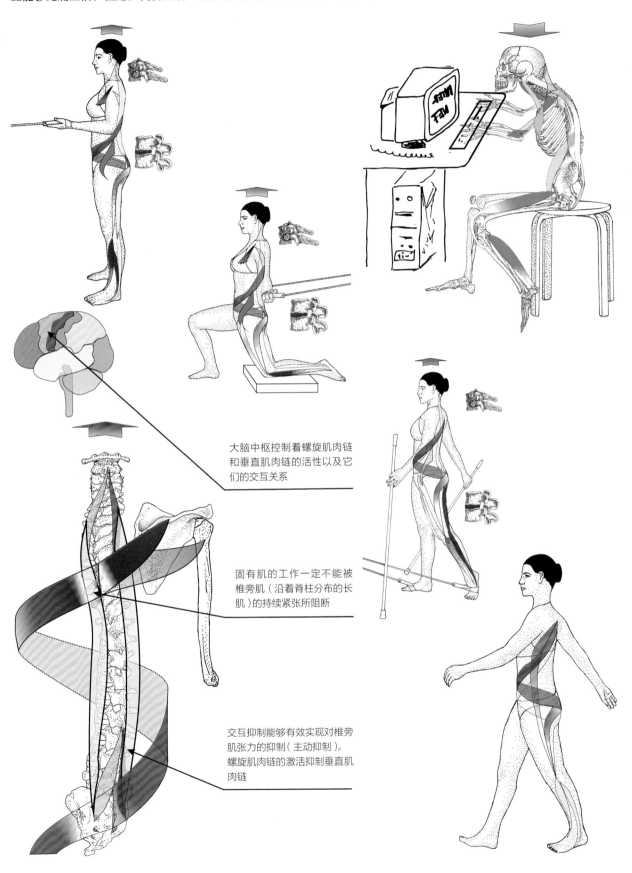

大脑中枢控制着螺旋肌肉链和垂直肌肉链的活性以及它们的交互关系

固有肌的工作一定不能被椎旁肌（沿着脊柱分布的长肌）的持续紧张所阻断

交互抑制能够有效实现对椎旁肌张力的抑制（主动抑制）。螺旋肌肉链的激活抑制垂直肌肉链

中枢神经系统对运动的控制

　　大脑能够对身体的初始位置、肌肉的状态及计划发起的运动进行评估；然后基于上述分析，决定是否利用螺旋肌肉链或者垂直肌肉链稳定所做的运动。如果大脑了解了计划的运动（中枢条件下的运动形式），就会选择后再执行。

　　训练的目的是影响运动的初始位置和大脑的分析，来创建一个最佳的运动形式（运动训练）。

　　长期、规律性的坐位会对中枢分析产生负面影响，大脑也会不适宜地开始使用休息位垂直稳定肌为运动提供稳定。如果这样，运动就变成损害性的了，肌肉装置的状态及大脑的中枢分析都必须予以纠正。螺旋稳定训练不仅会影响肌肉和脊柱，而且能够影响控制运动的中枢系统，是以神经生理为基础的训练。

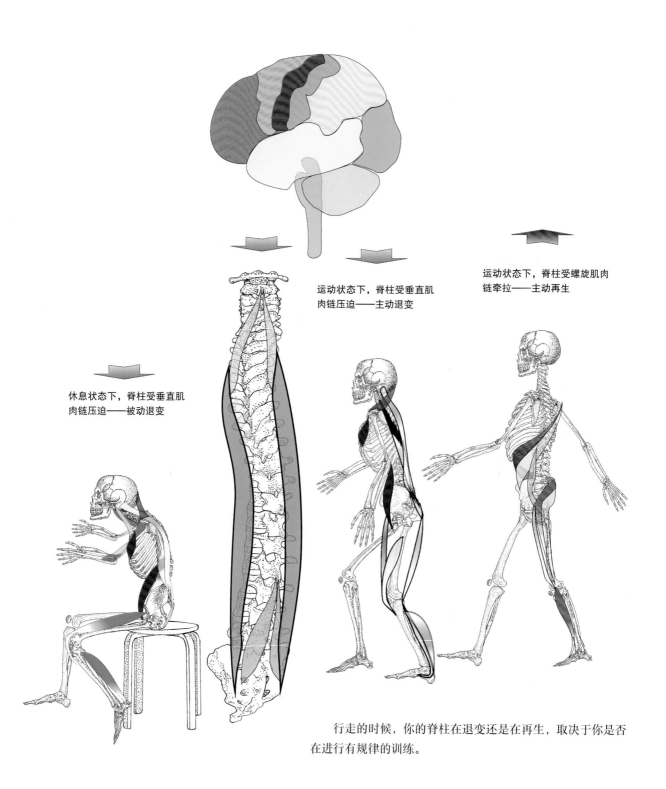

休息状态下，脊柱受垂直肌肉链压迫——被动退变

运动状态下，脊柱受垂直肌肉链压迫——主动退变

运动状态下，脊柱受螺旋肌肉链牵拉——主动再生

行走的时候，你的脊柱在退变还是在再生，取决于你是否在进行有规律的训练。

通过螺旋肌肉链的活性主动抑制垂直肌肉链

螺旋肌肉链负责主动抑制沿着脊柱分布的肌肉的张力。在主动抑制的过程中，螺旋肌肉链能够在运动中向上牵拉脊柱，从而使其再生。

肌肉链中存在着主动肌（玩家）和拮抗肌（对手）的关系。LD（背阔肌）、SA（前锯肌）和PM（胸大肌）螺旋肌肉链抑制着ES（竖脊肌）垂直肌肉链。

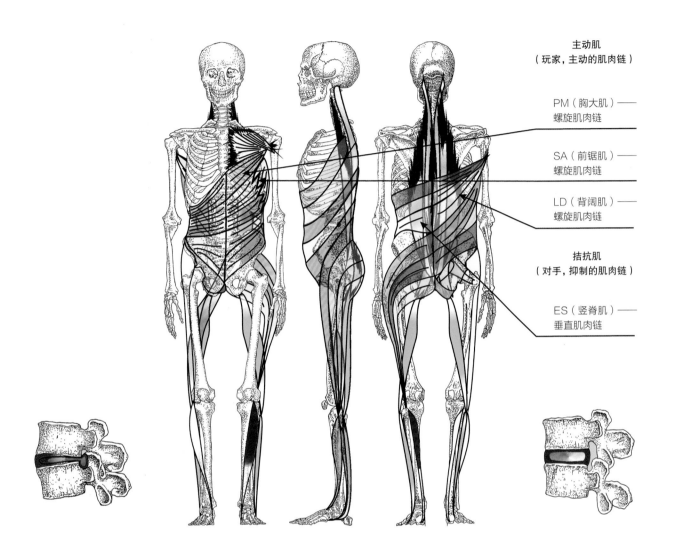

主动肌
（玩家，主动的肌肉链）

PM（胸大肌）——
螺旋肌肉链

SA（前锯肌）——
螺旋肌肉链

LD（背阔肌）——
螺旋肌肉链

拮抗肌
（对手，抑制的肌肉链）

ES（竖脊肌）——
垂直肌肉链

脊柱螺旋稳定的主要原则是激活腹部斜肌，放松椎旁肌

在工作或者行走过程中，螺旋肌肉链会被双臂的自然运动激活；不过，还是要遵守能实现最佳的协调性和稳定性的基本原则：身体必须保证轴位平衡，上下肢运动范围必须充分。在现代，由于我们久坐的生活方式，上下肢向后运动被极大地限制住了。

我们的"脊柱螺旋稳定"运动计划就包括为缺乏向后运动的患者建立身体螺旋肌肉链。螺旋肌肉链能够收缩腰围，产生一个向上的牵引力，牵拉脊柱向上使椎间盘再生。我们称这种再生训练计划为"背部学校"。

大部分人来找我们时已经晚了，椎间盘损伤及椎间盘突出已经发生了。在这样的病例中，通过螺旋稳定训练，椎间盘突出的部位能在3～6个月重新吸收。患者刚开始治疗时，最好和治疗师一起训练。治疗师能够通过按摩来释放患者沿着脊柱分布的肌肉的张力，牵伸脊柱；接下来患者再开始自己训练。治疗师会详细说明如何正确地协调运动，并帮助制订高阶的治疗计划。以这种方式，在一周之内就有可能消除疼痛；但是要形成稳定身体的、持续使脊柱再生的、防止旧病复发的螺旋肌肉链大概需要三个月的时间。这些可以通过参加团体训练完成，也需要每天在家训练，训练效果可以通过最佳的协调稳定步态来加强。

通过螺旋肌肉链主动抑制垂直肌肉链

训练的目的是消除由于久坐的生活模式引起的肌肉失衡状态，恢复最佳的步态协调性和稳定性。步行是脊柱再生训练计划的一部分。走路的过程中，腹肌激活，放松沿着脊柱分布的肌肉（椎旁肌）。

最佳的协调稳定步态

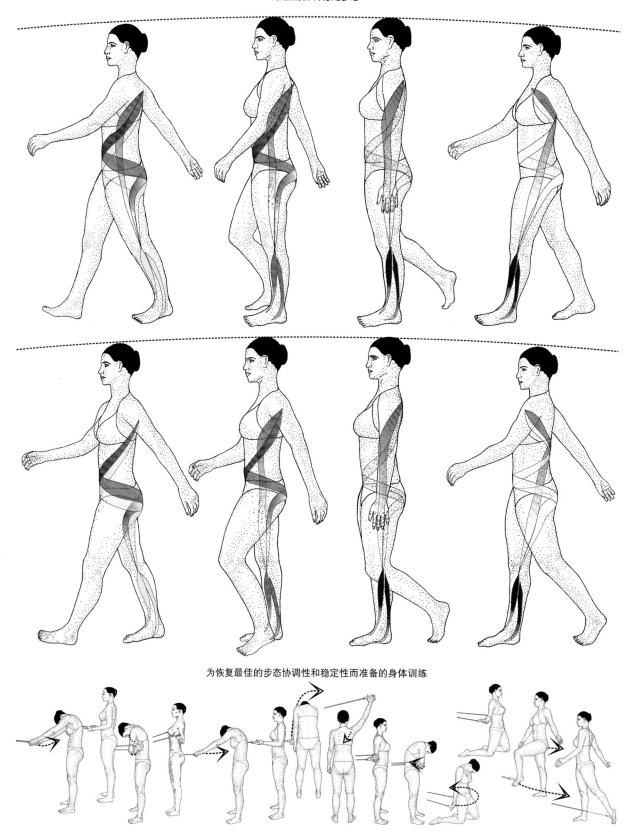

为恢复最佳的步态协调性和稳定性而准备的身体训练

为什么我们会背疼

脊柱螺旋稳定的基本原则是激活腹部斜肌，放松椎旁肌。这个原则被人们久坐的生活方式所扰乱。

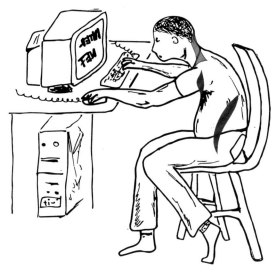

坐位时，肌缩短

　　屈肌缩短时，相应的关节发生屈曲。坐位时，腹部肌肉放松，椎旁肌张力增加。沿着脊柱分布的肌肉张力增加，压迫椎间盘和关节，背部产生疼痛感。

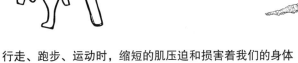

行走、跑步、运动时，缩短的肌压迫和损害着我们的身体

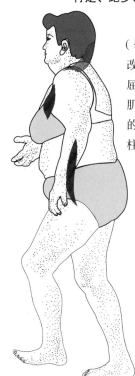

　　缩短的髋部屈肌从伸位（牵拉）到屈位（屈曲），改变了步态的协调性。这种屈曲形式的步态会紧张椎旁肌，放松腹部肌，阻止脊柱的再生。在行走时，压迫脊柱引发疼痛。

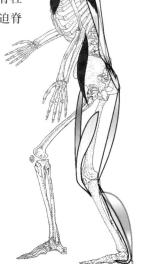

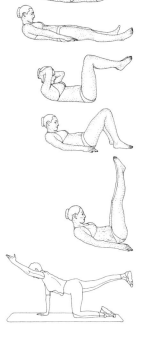

屈曲位运动形式（前屈）及沿着斜的或水平体轴的运动或训练会使脊柱应力过载，导致脊柱退变。

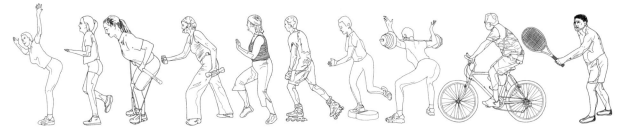

步态协调障碍

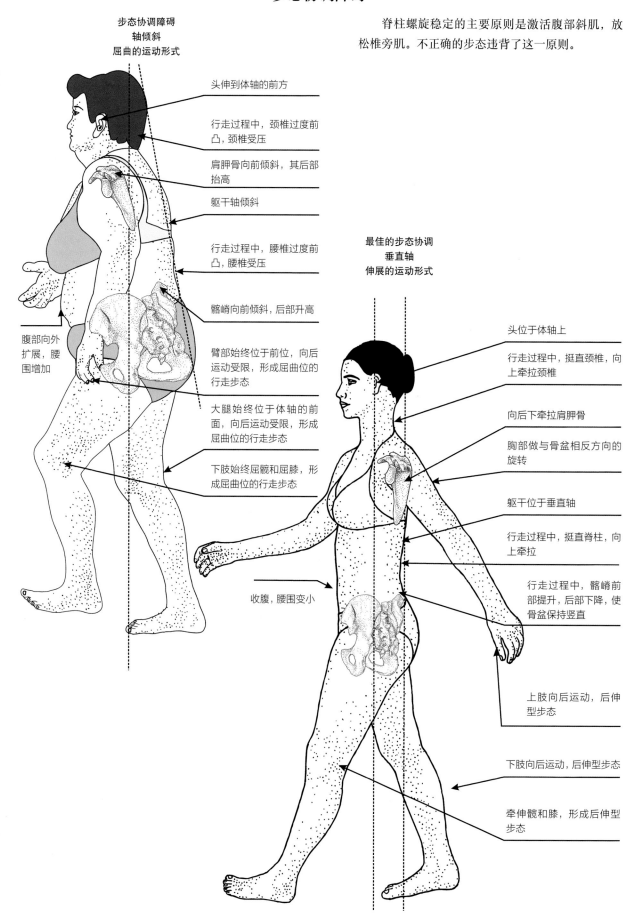

脊柱螺旋稳定的主要原则是激活腹部斜肌，放松椎旁肌。不正确的步态违背了这一原则。

步态协调障碍
轴倾斜
屈曲的运动形式

头伸到体轴的前方

行走过程中，颈椎过度前凸，颈椎受压

肩胛骨向前倾斜，其后部抬高

躯干轴倾斜

行走过程中，腰椎过度前凸，腰椎受压

髂嵴向前倾斜，后部升高

臂部始终位于前位，向后运动受限，形成屈曲位的行走步态

大腿始终位于体轴的前面，向后运动受限，形成屈曲位的行走步态

下肢始终屈髋和屈膝，形成屈曲位的行走步态

腹部向外扩展，腰围增加

最佳的步态协调
垂直轴
伸展的运动形式

头位于体轴上

行走过程中，挺直颈椎，向上牵拉颈椎

向后下牵拉肩胛骨

胸部做与骨盆相反方向的旋转

躯干位于垂直轴

行走过程中，挺直脊柱，向上牵拉

行走过程中，髂嵴前部提升，后部下降，使骨盆保持竖直

上肢向后运动，后伸型步态

下肢向后运动，后伸型步态

牵伸髋和膝，形成后伸型步态

收腹，腰围变小

步态稳定障碍

脊柱螺旋稳定的主要原则是激活腹部斜肌，放松椎旁肌。不恰当的步态协调与稳定则违背了这一原则。

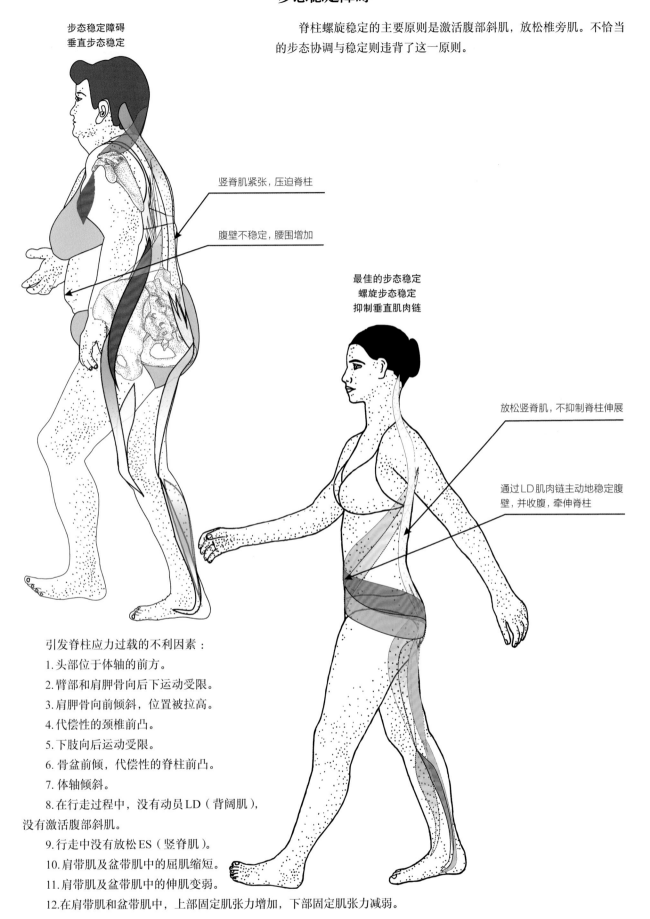

步态稳定障碍
垂直步态稳定

竖脊肌紧张，压迫脊柱

腹壁不稳定，腰围增加

最佳的步态稳定
螺旋步态稳定
抑制垂直肌肉链

放松竖脊肌，不抑制脊柱伸展

通过LD肌肉链主动地稳定腹壁，并收腹，牵伸脊柱

引发脊柱应力过载的不利因素：

1.头部位于体轴的前方。

2.臂部和肩胛骨向后下运动受限。

3.肩胛骨向前倾斜，位置被拉高。

4.代偿性的颈椎前凸。

5.下肢向后运动受限。

6.骨盆前倾，代偿性的脊柱前凸。

7.体轴倾斜。

8.在行走过程中，没有动员LD（背阔肌），没有激活腹部斜肌。

9.行走中没有放松ES（竖脊肌）。

10.肩带肌及盆带肌中的屈肌缩短。

11.肩带肌及盆带肌中的伸肌变弱。

12.在肩带肌和盆带肌中，上部固定肌张力增加，下部固定肌张力减弱。

通过螺旋稳定训练恢复肌平衡和运动的协调与稳定

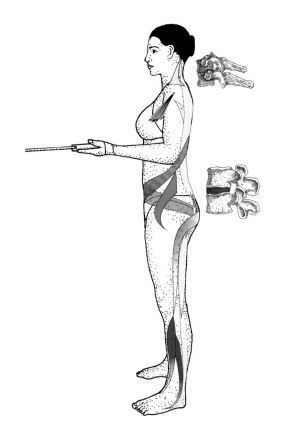

通过训练，牵拉缩短的肌肉，增强柔弱的肌肉，使其与发挥稳定作用的肌肉链联系到一起。激活腹部肌肉，同时放松椎旁肌。

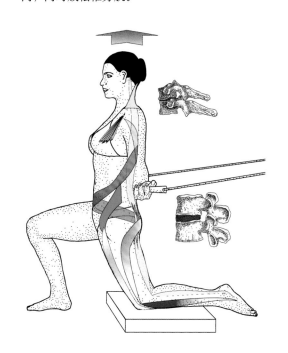

螺旋肌肉链向上牵拉脊柱，治疗或再生受损的椎间盘
螺旋稳定步态可使脊柱再生。

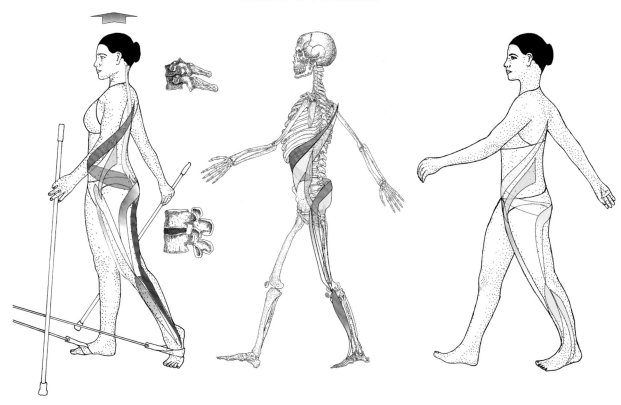

通过螺旋稳定训练再生和治疗椎间盘

训练的主要原则是利用腹部斜肌收紧腰围，向上牵伸脊柱。这样体液被吸入椎间盘，使其得到营养。

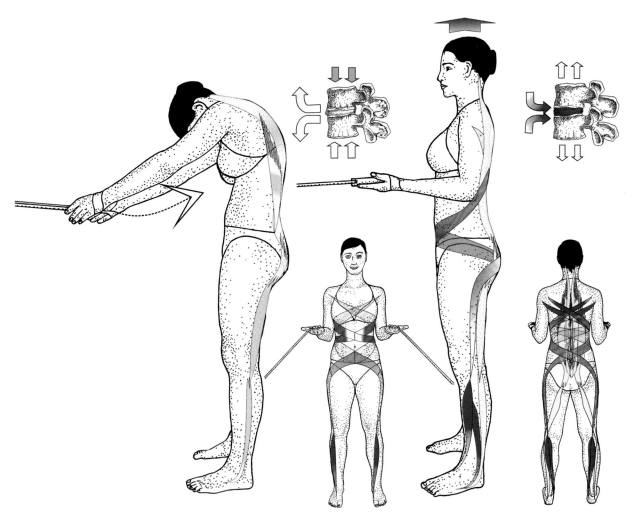

休息时，腹肌放松，腹部前伸，脊柱变得更弯曲。椎间盘受压，体液被挤出椎间盘，站立时高度下降。

运动时，腹部肌肉收缩使体表紧致，腹部收缩，脊柱挺直。椎间盘厚度增加，体液移入椎间盘，站立时高度增加。

脊柱的被动稳定
（不通过激活腹部肌肉达到的稳定状态）

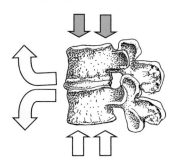

椎间盘受压后，高度和体积均减小，椎间盘内体液被挤出到周围区域

脊柱的主动稳定
（通过激活腹部肌肉达到的稳定状态）

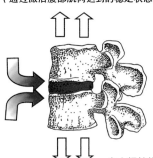

向上提拉椎间盘，增加其体积，椎间盘从周围区域吸入体液

通过螺旋稳定训练治疗脊柱功能紊乱的基本原则

训练需要循序渐进，并且强调细节的精确。训练时需轻负重（1～2千克力），不能使患者产生疼痛感，即使保持某一体位时（坐位或者站位）患者也不应感到疼痛。

急性椎间盘突出

1. 快速的专业治疗

如果是严重的背痛，疼痛已经累及四肢，感觉减退，有行动障碍，那么应该立即采用手法牵拉治疗。治疗效果理想的话，需要在康复中心住院1周，每天治疗3次，每次1小时。治疗方法包括放松按摩和手法牵拉，放松按摩主要是牵拉沿着脊柱分布的肌肉。若处于急性期，手法牵拉治疗期间不允许乘车，对治疗效果不利；与此同时，开始进行基础训练1和2的训练，可以根据患者喜好选择站位或者坐位。一旦疼痛消失，可在基础训练计划中逐渐增加训练3、4、5、6，直至训练受限。训练初期，患者需要在治疗师的监督之下进行训练。如果患者掌握了技巧，就可以不需要治疗师了。一旦神经根疼痛症状消失，就可以增加训练11，直至再次训练受限。这就是我们整个训练计划的实施方式。

康复中心住院治疗1周后，患者还需要来门诊接受每周2～3次、每次1个小时左右的综合治疗，包括手法治疗及训练。1个月后，如果患者再没有神经根刺激征及椎间盘退变的症状，就开始进行高阶的训练计划，这个训练计划会充分地牵伸脊柱下段。检查时，重点查看背阔肌螺旋肌肉链激活点，因为它关系着肩胛间肌、腹肌、臀肌是否都参与了运动，竖脊肌垂直肌肉链是否得到放松（包括双侧竖脊肌、斜方肌上部的放松）。高阶的训练11很重要，此训练将进行骨盆反向的躯干旋转。它仅能在牵引的情况下进行，即动员螺旋肌肉链和放松竖脊肌。这些高阶变化的训练形式能够使死骨被完全吸收，损伤的椎间盘纤维环稳固修复。这个过程大概需要3～6个月。患者重返工作岗位、进行休闲和竞技类的运动前，需通过磁共振评估治疗效果。

患者一生都要进行椎间盘再生和护理的训练，以防旧病复发。建议1周参加1～2次有专业教练指导的团体训练，并且每天至少在家训练10分钟。

2. 缓慢的专业治疗

患者需要来门诊接受1周3次、每次1小时左右的综合治疗（包括手法治疗和训练），还需要在家进行每天3～5次、每次5～20分钟的训练。刚开始，先进行5分钟左右的训练，逐渐增加到20分钟。

3. 缓慢的非专业治疗

如果患者没有专业指导、自己在家训练的话，不能进行手法治疗。因为这种训练方式存在不能正确完成训练动作的风险，但是如果没有手法治疗，就很难快速消除椎旁肌紧张。不得不承认的是，自己在家进行训练的形式是最常见的。采取非专业化治疗的患者，可能需要坚持忍受近3个月的疼痛，而且最后也不可能重返工作岗位或者参与运动；但是不管怎样，大部分采取这种治疗方式的患者还是可以康复的。

4. 准备进行脊柱手术的患者及术后康复

对于需要手术的患者，比如椎管狭窄不是因为椎间盘突出，而是椎体或者关节增生导致的，他们有必要在手术前先掌握训练协调性的方法，形成稳定的肌固定带，牵伸缩短的肌肉；手术后尽快进行训练避免出现术后并发症。术后并发症等问题的出现，往往是因压迫脊柱的不利因素没有清除而造成的。背部手术失败综合征（FBS）主要是由缺乏术前和术后康复训练造成的。

5. 脊柱慢性疼痛

患者经过专业治疗后，理想状态下是出院后就开始按照基础训练模式，每天在家进行2～3次、每次10分钟的训练。在家的训练也要缓慢、轻柔、不产生疼痛感，并且动作要准确。强烈建议患者每周参加1～2次的团体训练，并且每个月来纠正一下训练动作。用我们的方法进行放松按摩，可以有效地提高患者进行更多训练的能力，并且可以帮助患者增强脊柱的螺旋稳定。在家里，患者可以利用两面镜子，也可以将摄像头连接到电视上，自己检查动作的准确性。运动员也需要训练，可以为比赛做好身体准备，减轻运动后肌肉紧张，恢复椎间盘的营养。从事会对脊柱产生巨大压力的运动的专业运动员，需要在运动当天的早晚各进行1小时训练。我们会警告患者不要用其他地方的训练绳，仿制品不像我们的绳子这么有弹性，牵拉往往需要更大的力量。这就会对患者产生压力，可能会影响其健康状态。训练绳的长度也很重要，不能过短。这本书主要介绍了治疗腰椎、胸椎和颈椎的要点，因为训练计划会根据随时变化的情况及需求进一步调整。只有在7个基础训练都掌握之后，才能开始高阶训练计划。如果不掌握基础训练，高阶训练也是没有意义的。

基本原则的总结——健康的生活方式

在预防脊柱病变及促进脊柱再生的训练计划中，要消除会使脊柱应力过载的不利因素。

在治疗的过程中，要消除不利的因素，创造恢复脊柱健康的有利条件。损伤的组织会自然恢复，而不是通过临床医生的治疗；但是，自然恢复也需要正确的条件。训练可能需要终生坚持，以帮助脊柱再生。

运动系统会根据外界影响来调节自己。如果外界影响会引发其退化，那么运动系统的装置就会退化；如果外界影响是促进其再生的，那么运动系统的装置就会再生。至于哪一种影响脊柱的因素占主导位置，这就是生活方式的问题了。

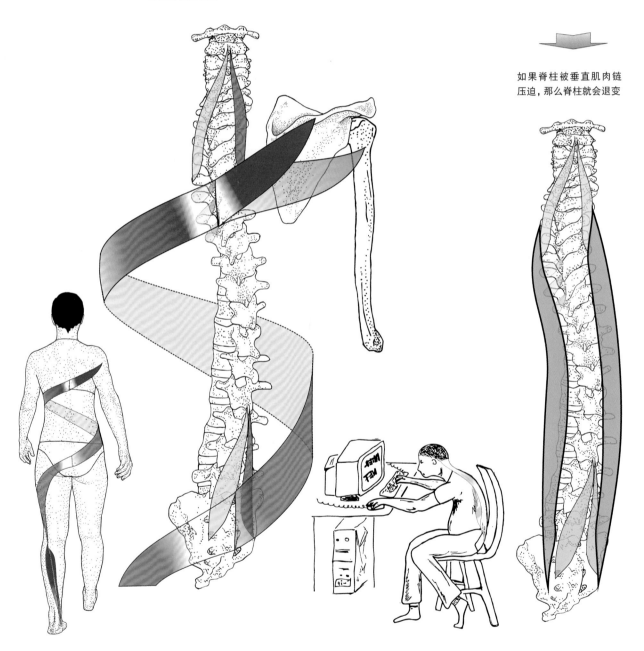

如果脊柱是受螺旋肌肉链牵伸的，那么脊柱会再生

如果脊柱被垂直肌肉链压迫，那么脊柱就会退变

通过螺旋肌肉链牵引脊柱

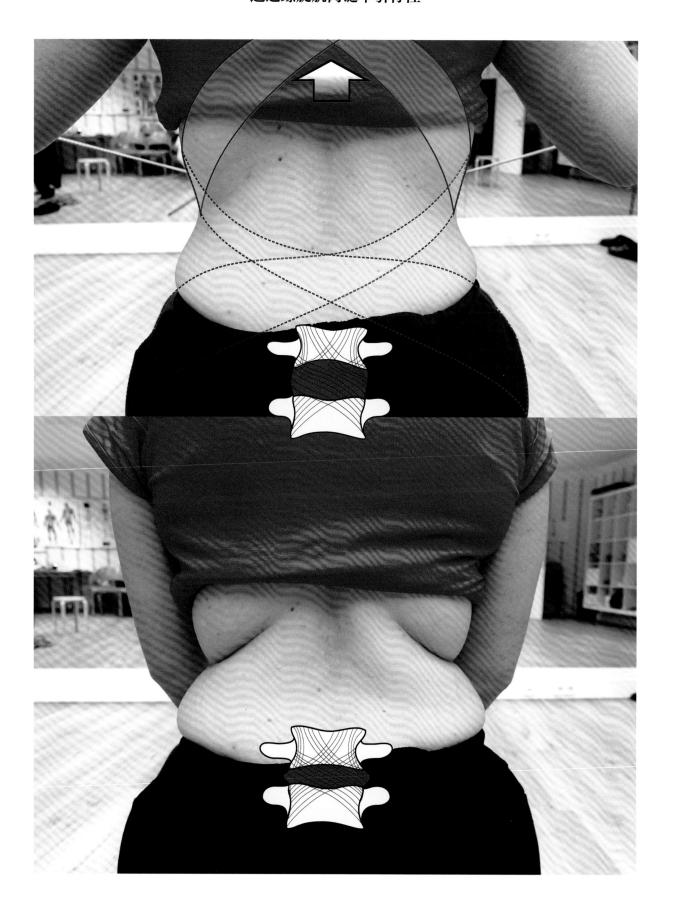

第二章
椎间盘突出与脊柱侧弯治疗
的成功案例

腰 3/4 椎间盘突出治疗成功案例

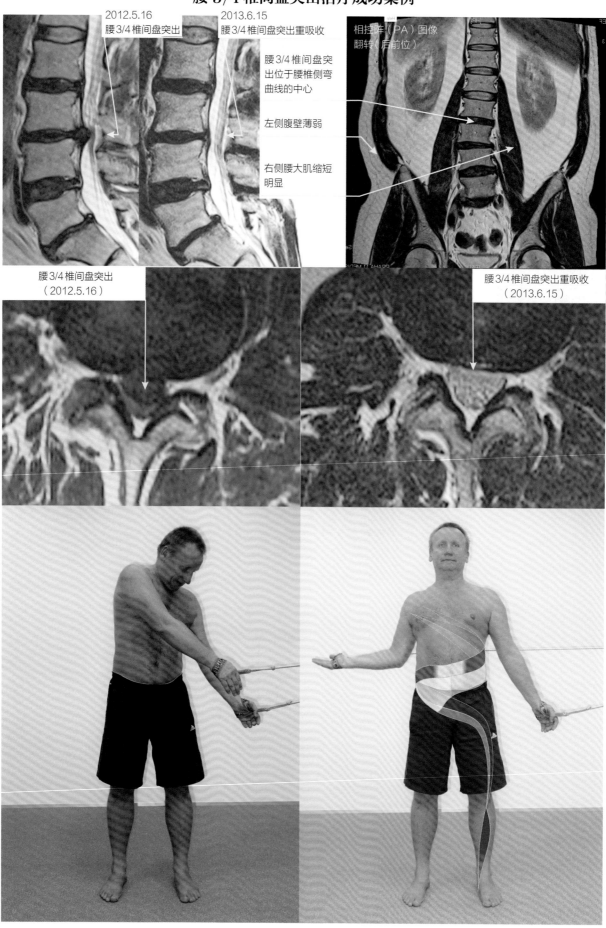

2012.5.16
腰 3/4 椎间盘突出

2013.6.15
腰 3/4 椎间盘突出重吸收

腰 3/4 椎间盘突出位于腰椎侧弯曲线的中心

左侧腹壁薄弱

右侧腰大肌缩短明显

相控阵（PA）图像
翻转（后前位）

腰 3/4 椎间盘突出
（2012.5.16）

腰 3/4 椎间盘突出重吸收
（2013.6.15）

腰 4/5 椎间盘突出治疗成功案例

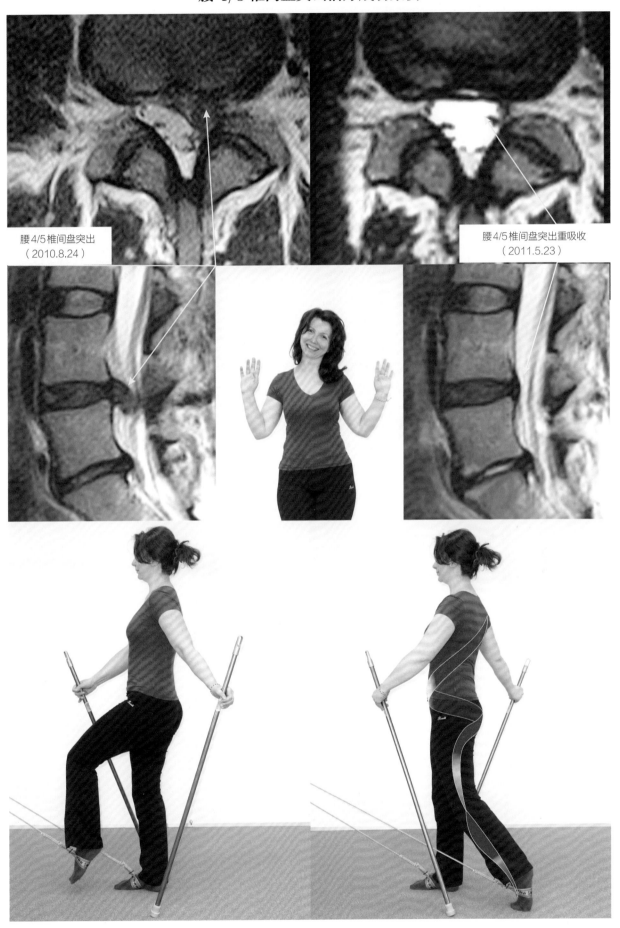

腰4/5椎间盘突出
（2010.8.24）

腰4/5椎间盘突出重吸收
（2011.5.23）

腰 5/骶 1 椎间盘突出治疗成功案例

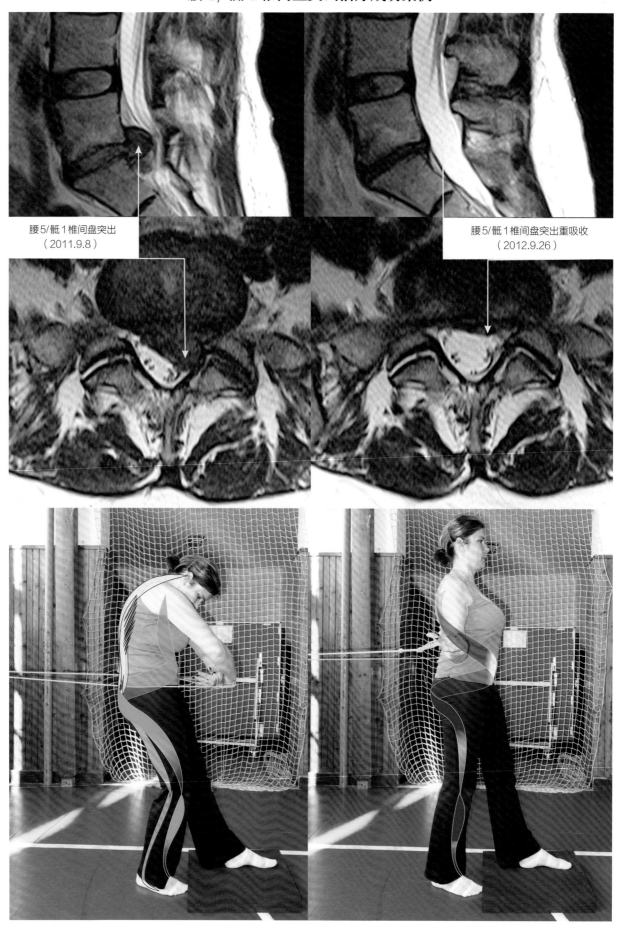

腰 5/骶 1 椎间盘突出
（2011.9.8）

腰 5/骶 1 椎间盘突出重吸收
（2012.9.26）

通过螺旋稳定训练（SPS 法）联合手法进行腰 5/ 骶 1 椎间盘突出的强化性主动康复治疗

（捷克滑雪选手治疗实例）

　　螺旋肌肉链的活动可以使椎间盘再生，而当该活动中断时，则可能发生椎间盘退变和突出。通过训练可恢复螺旋肌肉链的活动，并有效治疗椎间盘突出。我们的案例研究展示了这一强化治疗的过程。

　　普通的治疗过程就会产生有益的效果，但椎间盘突出需要经过 6 ~ 12 个月才能完全吸收。实际上，椎间盘突出的完全吸收和瘢痕愈合在 3 个月内即可实现，要想达到这一效果，需要住院强化治疗。在此期间，我们采用特殊的手法技术牵伸脊柱，随后立即进行稳定性训练。我们建议先住院 1 周，每天治疗 3 小时，然后再 1 个月住院 2 次，每次 4 天，渐渐过渡到康复训练。

　　我们认为椎间盘突出是脊柱螺旋稳定障碍引起的，这意味着腹部斜肌和直肌没有被肢体运动有效地激活，螺旋肌肉链没有发挥作用。螺旋稳定会自然而然地在腰区产生牵引力，从而使椎间盘再生（见图 1，有椎间盘病变的患者是缺乏这种力的）。腹部斜肌的激活能够交互抑制椎旁肌的张力（它压迫椎间盘），这种交互抑制患者是缺失的，因此椎旁肌的张力在增加。在压迫下，椎间盘营养不足，发生退变；累积到一定程度，纤维环断裂，髓核突出。髓核一旦突出到椎管或椎间孔内，就会压迫神经根，导致刺激或退变症状。

　　患者的椎间盘向背外侧明显突出，压迫右侧腰 5 神经根。这意味着他不能伸腿，右脚无法从垫子上抬起。磁共振检查显示，经过 3 个月的强化主动康复后，椎间盘突出完全吸收（见图 2）。患者是根据精确的康复计划开展治疗的。

　　1. 通过解剖定位按摩，我们消除了肌肉的紧张，正是这些紧张的肌肉压迫了紊乱的椎间盘。肌肉被牵伸的同时，紊乱的椎间盘也通过手法牵引被拉开（见图 3）。

　　2. 通过训练螺旋肌肉链，我们继续牵伸受影响的节段并通过交互抑制作用放松椎旁肌。

　　3. 通过按摩和训练，我们放松和牵伸前上部肩带肌，因为这些肩带肌会阻止螺旋肌肉链的激活。

图 1　加强背阔肌肌肉链的腹部肌肉　　　　　　　　　　　　牵伸背部

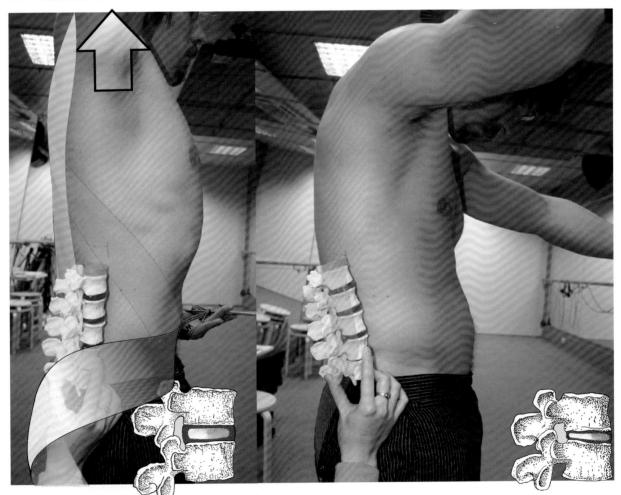

4. 我们稳定患者体位，牵伸髋部屈肌。缩短的髋部屈肌会一步步压迫腰椎间盘，并导致问题反复出现（见图4）。

5. 通过牵伸训练，我们纠正了患者足和小腿区域的失衡（见图5）。

6. 通过单腿训练，我们激活了患者的足，训练了感觉运动的反应和平衡（见图6）。

7. 在完成了腹部肌肉的良好活动、椎旁肌肉的交互抑制和脊柱牵引之后，我们开始用躯干的反向旋转来训练患者下肢。在牵引状态下温和地反复旋转腰椎，使坏死骨片完全重吸收（见图7）。

8. 完成治疗后，患者每天持续训练10分钟以防止复发。

对突出的椎间盘进行充分的强化保守治疗，可以完全恢复患者的健康，并且避免手术风险。

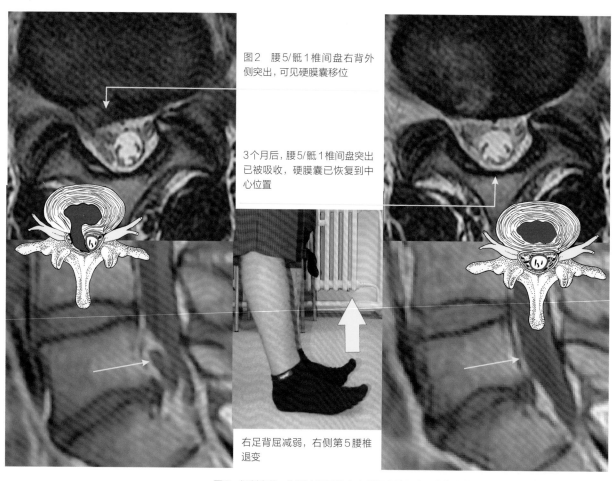

图2　腰5/骶1椎间盘右背外侧突出，可见硬膜囊移位

3个月后，腰5/骶1椎间盘突出已被吸收，硬膜囊已恢复到中心位置

右足背屈减弱，右侧第5腰椎退变

图3　解剖定位，放松按摩压迫病变椎间盘的肌肉。牵伸这些肌肉，并通过手法牵引拉开病变椎间盘。这些技术只起辅助作用，如果不进行螺旋稳定训练，椎间盘上的压迫状况还会再次出现

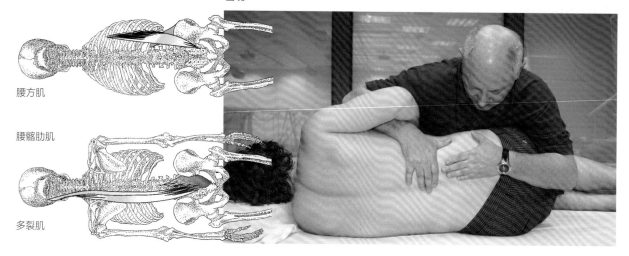

腰方肌

腰髂肋肌

多裂肌

图4 稳定体位，牵伸髋部屈肌。缩短的髋部屈肌会逐步压迫腰椎间盘并导致复发。这些髋部屈肌包括：髂腰肌、股直肌、阔筋膜张肌、长收肌和短收肌、耻骨肌

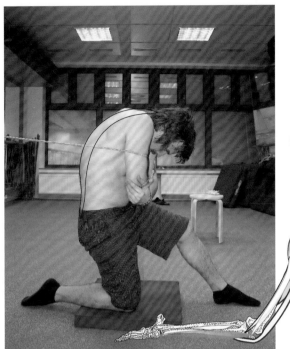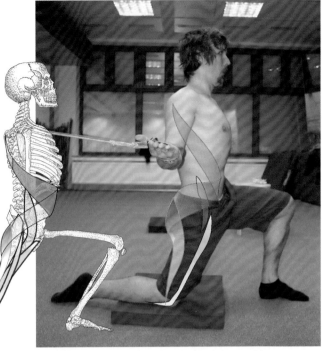

牵伸椎旁肌

通过背阔肌肌肉链稳定体位，牵伸髋部屈肌。激活腹部斜肌，向上牵伸脊柱

图5 通过牵伸训练，我们纠正了患者足和小腿的失衡。牵伸下肢的伸肌和屈肌

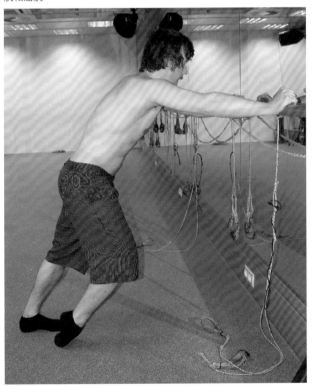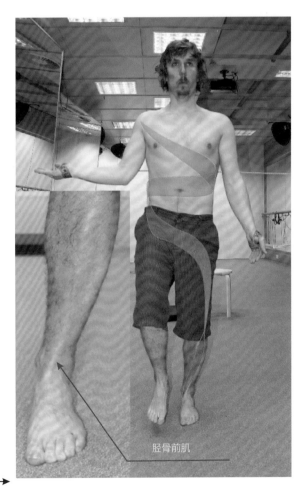

图6 通过单腿锻炼，我们激活了患者的足，并训练了感觉运动的反应和平衡。背阔肌肌肉链激活胫骨前肌，该肌参与足弓形成

胫骨前肌

图7 在完成了腹部肌肉的良好活动、椎旁肌肉的交互抑制和脊柱牵引之后，我们开始通过躯干反向旋转来训练患者下肢。腰椎在牵引的状态下温和而反复地旋转，使坏死骨片完全重吸收

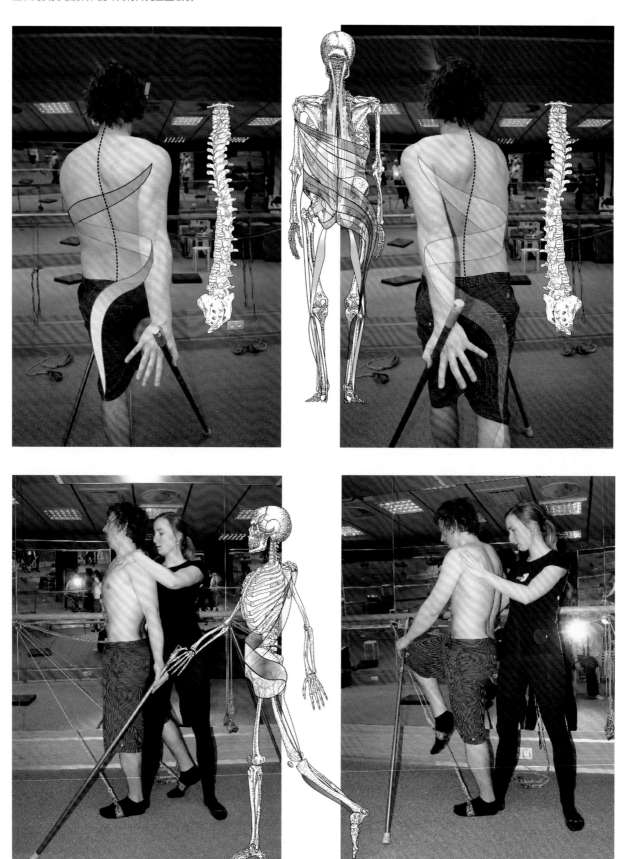

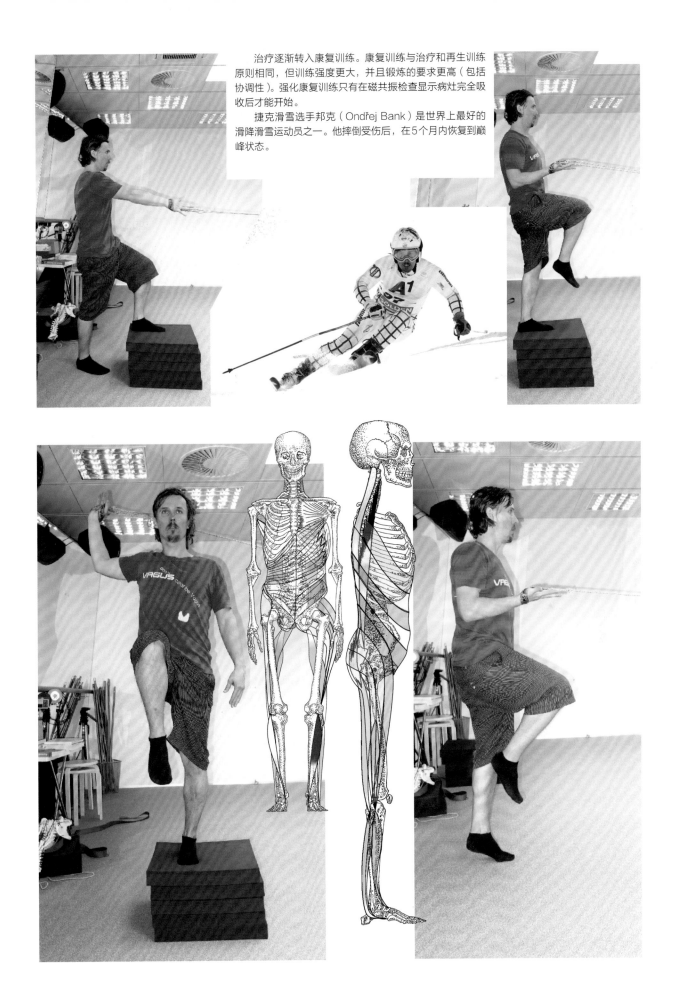

治疗逐渐转入康复训练。康复训练与治疗和再生训练原则相同，但训练强度更大，并且锻炼的要求更高（包括协调性）。强化康复训练只有在磁共振检查显示病灶完全吸收后才能开始。

捷克滑雪选手邦克（Ondřej Bank）是世界上最好的滑降滑雪运动员之一。他摔倒受伤后，在5个月内恢复到巅峰状态。

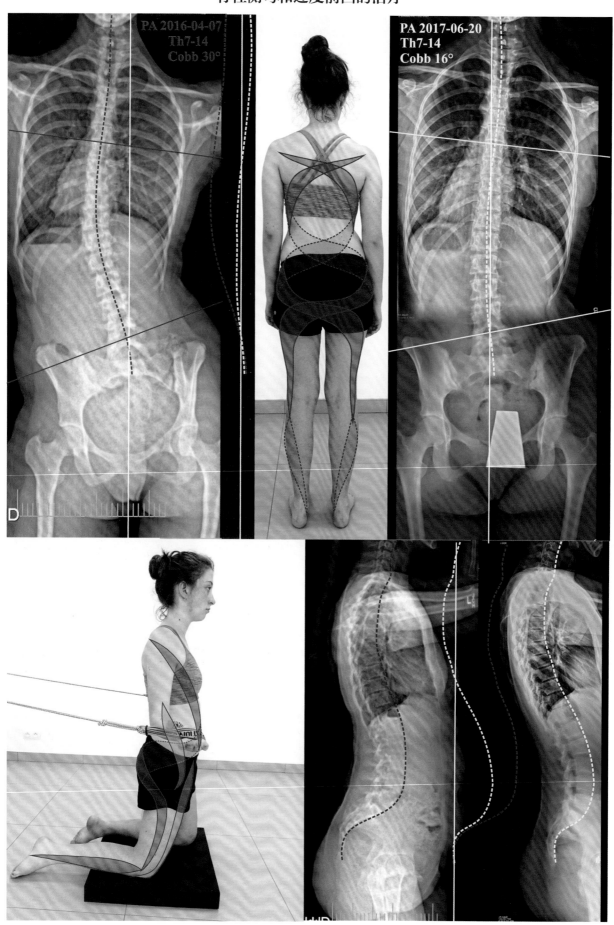

适用于腰椎间盘突出的手法治疗技术

适用于腰椎间盘突出的手法治疗（Manual Therapy，MT）

在专业文献中，特别是与神经病学有关的内容，我们看到手法治疗并不适用于椎间盘突出。这一观点是基于对目前世界上教授的手法治疗技术课程的了解。标准化的脊柱推拿技术是建立在假设椎间关节受限并且必须矫正的基础上的，这种疗法是通过屈曲运动及旋转伸展来完成的。我们认为这些动作对患者来说有风险，因此是不适合的。

我们成功地开发了完全不同的技术来治疗椎间盘疾病。这项技术是沿脊柱的长轴方向牵伸椎间盘，没有任何的屈曲、伸展和旋转。该技术首先要释放拉动受损椎间盘的肌肉的张力，然后轻柔地、缓慢地、非常精确地移动伸展椎间盘。这项技术必须进行得非常缓慢、温和，如果发生疼痛则必须停止，然后在不引起疼痛的情况下重复。

这项技术牵伸椎间盘、拉开椎间关节、增加椎间孔（容纳神经通过的小孔）的空间，使神经能够不受机械刺激自由通行。这样，弓着背进入医生诊室的患者就可以再次站直了。在恢复直立体位后，必须立即开始稳定运动，并通过螺旋肌肉链保持椎间盘膨胀。

在治疗开始的最初几天，最好住院，并且手法治疗与训练相结合，每次1小时，每天进行3次。开车接送患者回家会削弱治疗的效果。直到患者的病情好转，才能开始门诊治疗。对患者来说，住院治疗1周（手法治疗+脊柱螺旋稳定+治疗性身体训练）比门诊治疗3个月的效果还要好。

手法治疗和治疗性身体训练都有非常明确的规则。

开展针对性的肌肉手法治疗和椎间盘牵伸技术

◎ 患者必须卧位，上下肢屈曲90°，骨盆和躯干精准平衡以确保脊柱挺直；

◎ 放松肌肉张力，等长收缩放松（Post Isometric Relaxation，PIR）；

◎ 牵伸肌肉；

◎ 牵伸脊柱（牵引），精确而直的牵引，不伴有任何屈、伸或旋转，是完全可控的慢速技术；

◎ 不松动脊柱直到椎间盘破裂愈合（治疗开始后约3个月），即使松动也必须始终牵引脊柱。

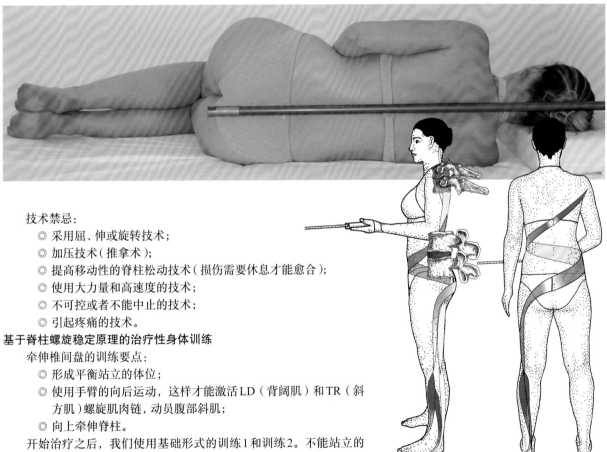

技术禁忌：

◎ 采用屈、伸或旋转技术；

◎ 加压技术（推拿术）；

◎ 提高移动性的脊柱松动技术（损伤需要休息才能愈合）；

◎ 使用大力量和高速度的技术；

◎ 不可控或者不能中止的技术；

◎ 引起疼痛的技术。

基于脊柱螺旋稳定原理的治疗性身体训练

牵伸椎间盘的训练要点：

◎ 形成平衡站立的体位；

◎ 使用手臂的向后运动，这样才能激活LD（背阔肌）和TR（斜方肌）螺旋肌肉链，动员腹部斜肌；

◎ 向上牵伸脊柱。

开始治疗之后，我们使用基础形式的训练1和训练2。不能站立的患者，可以坐位训练。

初期训练禁忌：

◎ 仰卧训练，这种训练通常是为了加强腹部力量；

◎ 在垫子上进行俯卧撑训练或背部后弯；

◎ 沿斜轴的训练。

腰椎间盘突出的手法治疗实例

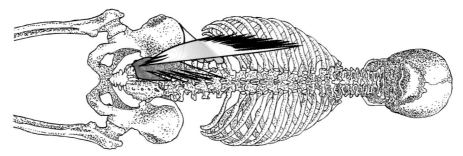

牵伸髂肋肌和全部脊柱的技术

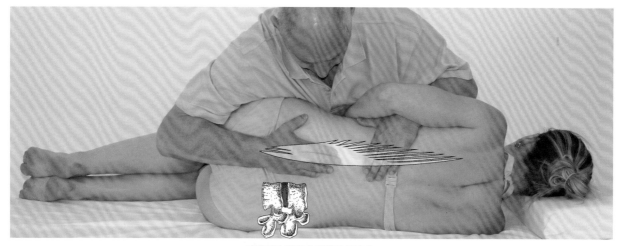

牵伸腰方肌和全部脊柱的技术

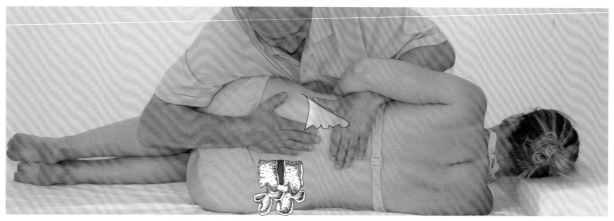

牵伸多裂肌和全部脊柱的技术

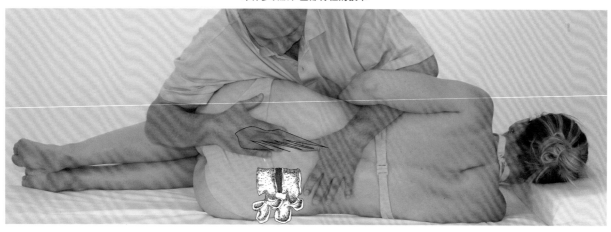

第三章
运用螺旋稳定训练
治疗椎间盘突出和脊柱侧弯

译者注：训练1~10是根据上肢动作划分出的10个规范的训练动作，训练11是训练下肢的规范训练动作。根据具体的平衡体位，如站姿、坐姿、跪姿、单腿或双腿等，还有是否有踏垫、扶杆、支撑等，发展出了不同难度的训练系列，并实现了不同的训练目的。在康复训练计划中可以根据患者的实际情况进行选用。上述训练均使用弹力绳。训练12、13是借助芭蕾棒完成的牵伸训练，故暂不包括在上述系列内。

弹力绳的主要特征及如何固定

　　开始训练前，将弹力绳一端固定于牢固的物件上（例如暖气管、门把手或桌腿），将另一端的手柄套在手上并轻轻握住。

　　弹力绳手柄套在手上和脚上的方法是相同的。

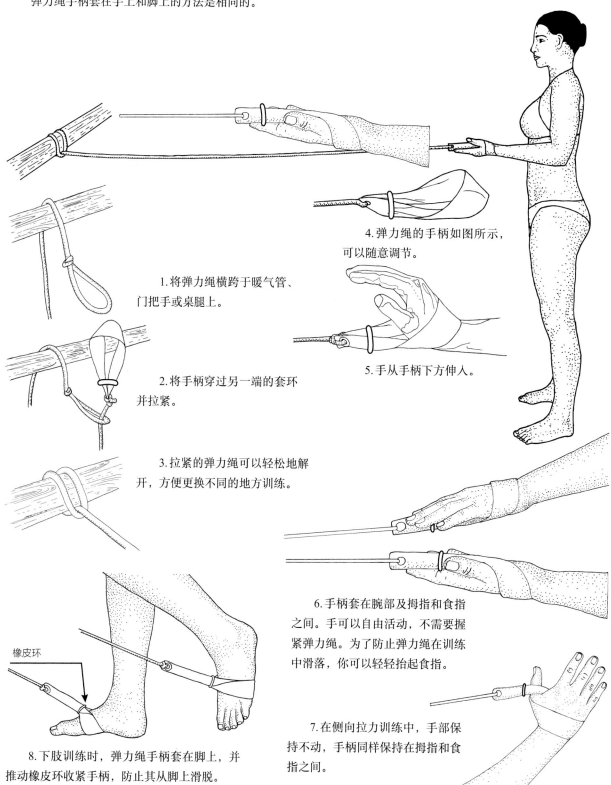

1.将弹力绳横跨于暖气管、门把手或桌腿上。

2.将手柄穿过另一端的套环并拉紧。

3.拉紧的弹力绳可以轻松地解开，方便更换不同的地方训练。

4.弹力绳的手柄如图所示，可以随意调节。

5.手从手柄下方伸入。

橡皮环

8.下肢训练时，弹力绳手柄套在脚上，并推动橡皮环收紧手柄，防止其从脚上滑脱。

6.手柄套在腕部及拇指和食指之间。手可以自由活动，不需要握紧弹力绳。为了防止弹力绳在训练中滑落，你可以轻轻抬起食指。

7.在侧向拉力训练中，手部保持不动，手柄同样保持在拇指和食指之间。

　　弹力绳只牵伸其最大牵伸长度的一半，训练要慢，使用在限度内的、易控制的力量。绳子可以分为4个不同的力量级别。如果贴有黑色标志，它将提供1千克力的阻力，这个力和举起装有1升水的水瓶用的力一样。绿色标志的弹力绳可以提供1～3千克力的阻力。没有标志的绳子提供3～5千克力的阻力，如果是双绳并且两个手柄同时套在手上，那么训练力量为7千克力。即使是同一条弹力绳，也会因为离固定点的距离远近而影响绳子的阻力。

基础训练

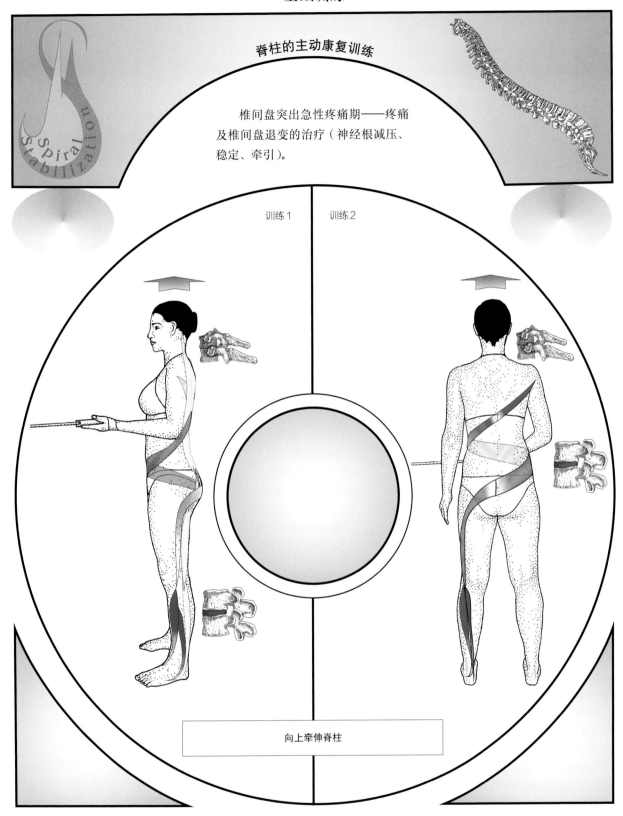

脊柱的主动康复训练

椎间盘突出急性疼痛期——疼痛及椎间盘退变的治疗（神经根减压、稳定、牵引）。

训练1　　训练2

向上牵伸脊柱

训练1、2通过LD（背阔肌）和TR（斜方肌）螺旋肌肉链来稳定身体。这些肌肉链通过缩短身体围度而产生向上的牵引力，从而治疗受损椎间盘。

训练宜舒缓，并使用大约1千克力的力量（使用黑色弹力绳），重点在于准确地完成每个训练动作。

训练强度以不引起疼痛为宜，如果出现疼痛则减少用力、缩小牵伸的幅度。训练不应造成疼痛。如果某一训练始终引起疼痛，将之跳过，继续下一训练，一周后再尝试该训练。

当熟练掌握这些动作时，我们开始使用绿色弹力绳，它可以提供约1～3千克力的力量。

Spiral Stabilization

双足站立，双臂向后运动。

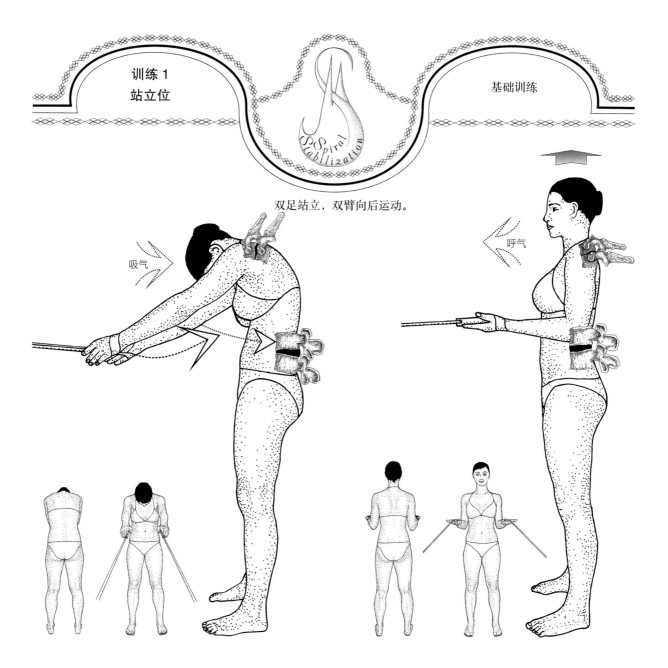

吸气

呼气

初始体位——训练的被动部分

◎ 面向弹力绳站立，放松；

◎ 背部弓起（形似猫背）；

◎ 躯干以骨盆为基，即在前轴上；

◎ 胸部一定不要超出骨盆前方（胸骨在耻骨联合上方）；

◎ 双臂由弹力绳被动地拉向前方；

◎ 掌心向下；

◎ 整个背部放松，即头颈背侧、肩胛区、胸部和腰部放松；

◎ 此姿势下患者吸气。

脊柱被动地向前牵伸。

颈椎、腰椎背侧打开更大些，这样椎间盘前极可有轻微的压力。

初始体位由 ES 和 QL 垂直肌肉链稳定。

治疗过程——训练的主动部分

此训练由稳定臀部、端正骨盆和挺直腰椎前凸开始。

◎ 从骨盆向上到双肩胛骨中线平面依次固定躯干，逐步形成站立位平衡；

◎ 双肘水平向后牵伸至身体背部水平，不要超出；

◎ 手和前臂放松，前臂沿臂长轴旋转，这样在动作结束时掌心向上（旋后）；

◎ 双肩上部微微打开；

◎ 双肩胛骨下部靠近脊柱微微下沉；

◎ 头部保持在中轴位上，枕部向上抬起；

◎ 颈部完全放松；

◎ 此姿势下患者呼气至下腹部。

腰椎主动向上牵伸。

颈椎和腰椎节段打开。

训练的主动部分通过 LD、TR 螺旋肌肉链维持稳定。

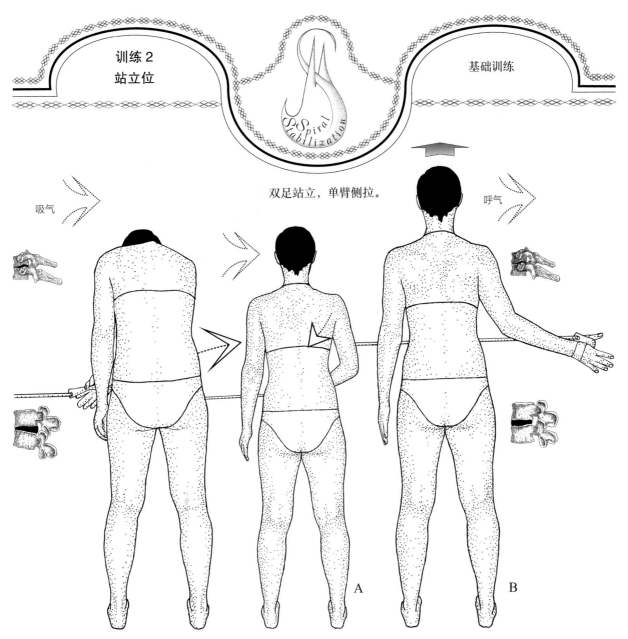

双足站立，单臂侧拉。

吸气

呼气

A

B

初始体位——训练的被动部分

◎ 侧向弹力绳，放松站立；

◎ 背部弓起（形似猫背）；

◎ 身体重心落于骨盆；

◎ 胸部一定不要超出骨盆前方（胸骨在耻骨联合上方）；

◎ 右臂于身体前方由弹力绳被动牵拉，掌心朝向身体；

◎ 身体背部放松，即头颈背侧、肩胛区、胸部和腰部放松；

◎ 此姿势下患者吸气。

脊柱被动地向前牵伸并旋转。

颈椎、腰椎背侧打开更大些，这样椎间盘前极可有轻微的压力。

手臂、肩胛骨和胸部在运动中相互作用，右臂向前运动，肩胛骨在胸部滑动，随臂向前；与此同时胸部旋转，棘突随肩胛骨运动，从而使脊柱产生功能性侧弯。

ES、QL 垂直肌肉链维持初始体位稳定。

治疗过程——训练的主动部分

此训练由稳定臀部、端正骨盆和挺直腰椎前凸开始。

◎ 从骨盆向上到双肩胛骨中线的平面依次固定躯干，逐步形成站立位平衡；

◎ 右肘沿水平线向后牵伸至躯干背侧平面，不要超出！

步骤A：

◎ 右侧肩胛骨向脊柱靠拢，并微微下沉，训练侧肩部要低于对侧；

◎ 头部保持在中轴位上，枕部向上抬起；

◎ 颈部完全放松；

◎ 此姿势下患者呼气至下腹部。

当完全掌握步骤A后进行步骤B，手臂水平牵伸至体侧，拇指转而向上。

脊柱主动向上牵伸，由LD、TR螺旋肌肉链实现牵引。

颈椎、腰椎节段打开，脊柱在中轴上挺直。

肌肉链激活的肌电图学

           螺旋肌肉链激活

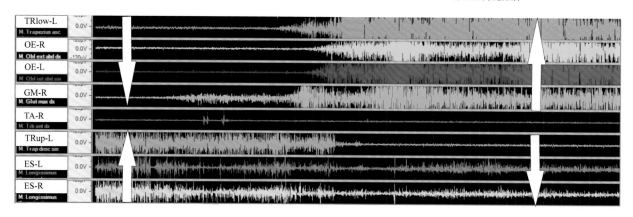

肌肉链间的交互抑制

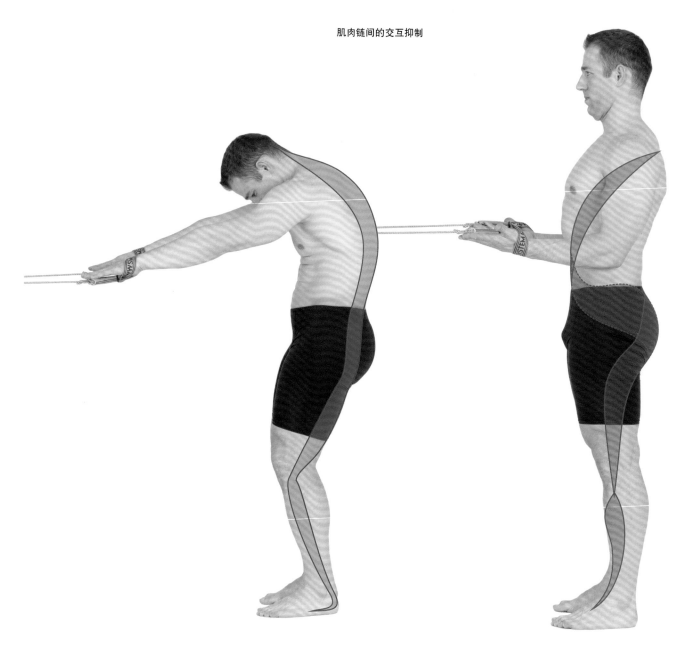

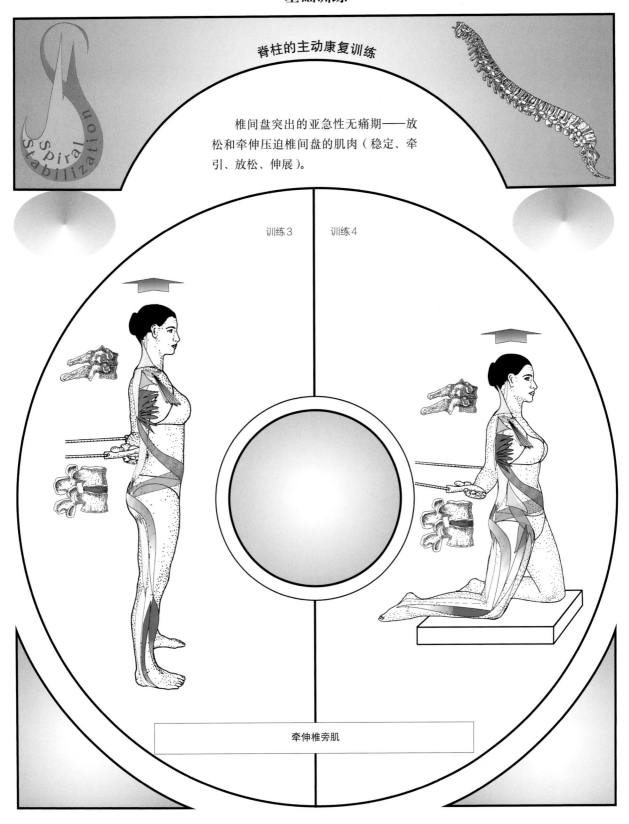

脊柱的主动康复训练

椎间盘突出的亚急性无痛期——放松和牵伸压迫椎间盘的肌肉（稳定、牵引、放松、伸展）。

训练3　　训练4

牵伸椎旁肌

训练3、4通过LD（背阔肌）、TR（斜方肌）肌肉链稳定身体。

保持身体螺旋稳定，牵伸肩带和盆带前部的肌肉。

训练应舒缓且限制力的大小。

训练3中手臂逐渐打开，但不可后倾。训练4中患者首先保持双膝位于同一平面，然后向前迈一小步，再逐渐增加距离。

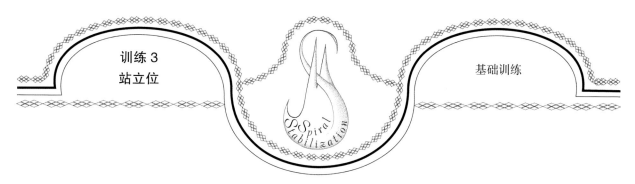

双足站立，双臂向后打开，双肩胛骨靠拢。

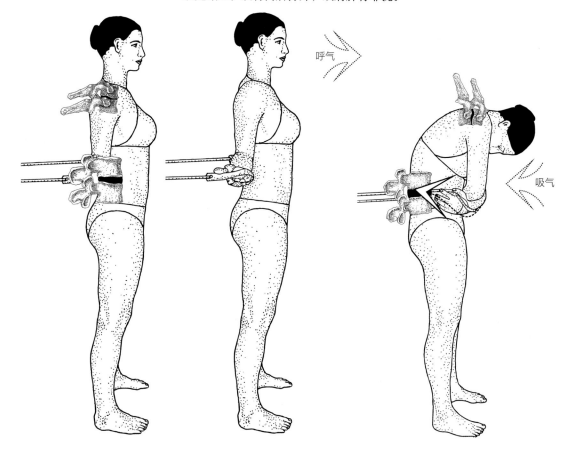

呼气

吸气

治疗过程——训练的主动部分

此训练由稳定臀部、端正骨盆和挺直腰椎前凸开始。

◎ 从骨盆向上到双肩胛骨中线的平面（第5胸椎）依次固定躯干，逐步形成站立位平衡；

◎ 前臂沿上臂（肱骨）的轴线在水平线上向外向后旋转；

◎ 掌心向上（旋后），食指轻微抬起，这样弹力绳可以保持在拇指和食指之间；

◎ 双肩胛骨靠拢并微微下沉；

◎ 上胸部打开，下肋部向下拉，这样会使呼气更加顺畅；

◎ 双肘向后运动但不要超出身体平面，动作最后双肘会相向拉紧；

◎ 头部保持在中轴位上，枕部向上抬起；

◎ 颈部完全放松；

◎ 此姿势下患者呼气至下腹部。

脊柱由LD、TR螺旋肌肉链主动地牵引向上。
颈椎、腰椎节段打开。

初始体位——训练的被动部分

◎ 背向弹力绳站立；

◎ 背部弓起（形似猫背），胸部几乎蜷成球状；

◎ 胸部一定不要超出骨盆前方（胸骨在耻骨联合上方）；

◎ 双臂身前交叉；

◎ 掌心朝向身体；

◎ 整个身体背部放松，即头颈背侧、肩胛区、胸部和腰部放松；

◎ 此姿势下患者吸气。

脊柱被PM螺旋肌肉链向上牵伸。

颈椎、腰椎节段在背侧向上打开更大些，此时椎间盘的前后极会有向上的压力。

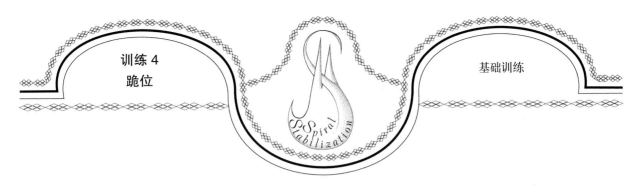
双膝跪地，向后打开双臂，双肩胛骨靠拢并将骨盆推向前方。

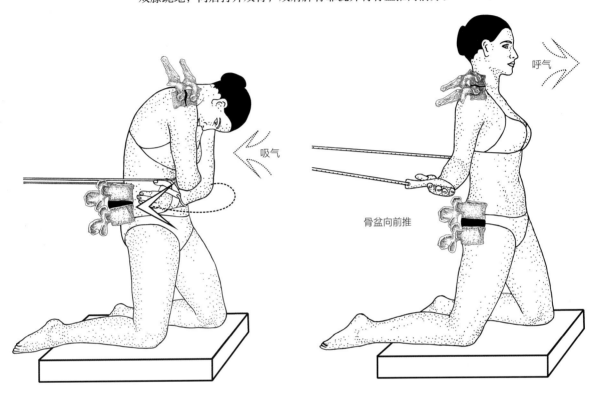

吸气

呼气

骨盆向前推

初始体位——训练的被动部分

◎ 患者双膝跪地，背对弹力绳；

◎ 背部蜷成猫背状（长的、放松的后凸弯曲）；

◎ 胸部一定不要超出骨盆前方（胸骨在耻骨联合上方）；

◎ 双臂身前交叉；

◎ 左腿向前移动10～20cm，足趾背伸，双足上部放在垫子上，双小腿平行；

◎ 整个背部放松，即头颈背侧、肩胛区和腰部放松；

◎ 此姿势下患者吸气。

初始体位由PM螺旋肌肉链稳定。

颈椎、腰椎在背侧打开更大些，此时椎间盘的前后极会有向上的压力。

治疗过程——训练的主动部分

此训练由稳定臀部、端正骨盆和挺直腰椎前凸开始。一定要注意脊柱要缓慢地挺直，不能加大腰椎前凸。从骨盆向上稳定躯干，逐渐做出躯干挺直的膝跪位。双臂缓慢打开外旋，前臂在肘的高度沿上臂（肱骨）轴线水平外旋，手向后拉。双肘向后靠拢，但不要超出身体平面。手掌转而向上（旋后），食指轻微抬起，绳子可保持在食指和拇指之间。上胸部打开，下肋部保持向下牵拉。

头部保持在中轴位上，枕部抬起，颈部完全放松。腿后部臀肌用力将骨盆推向前方，这样髋部屈肌会集中牵伸。

此阶段患者呼气至下腹部。

最终体位由LD、TR螺旋肌肉链稳定，脊柱主动地向上牵伸。

患者回到初始体位，头枕部逐渐抬高，一个椎体接着一个椎体地屈颈，含胸，胸骨向下朝耻骨联合牵伸。要注意的是，胸部中心应该向后移动，而不是向前，这样可以保持在前轴上运动。双臂由前伸位逐渐下垂至身体两侧。

双腿交替，重复相同训练。

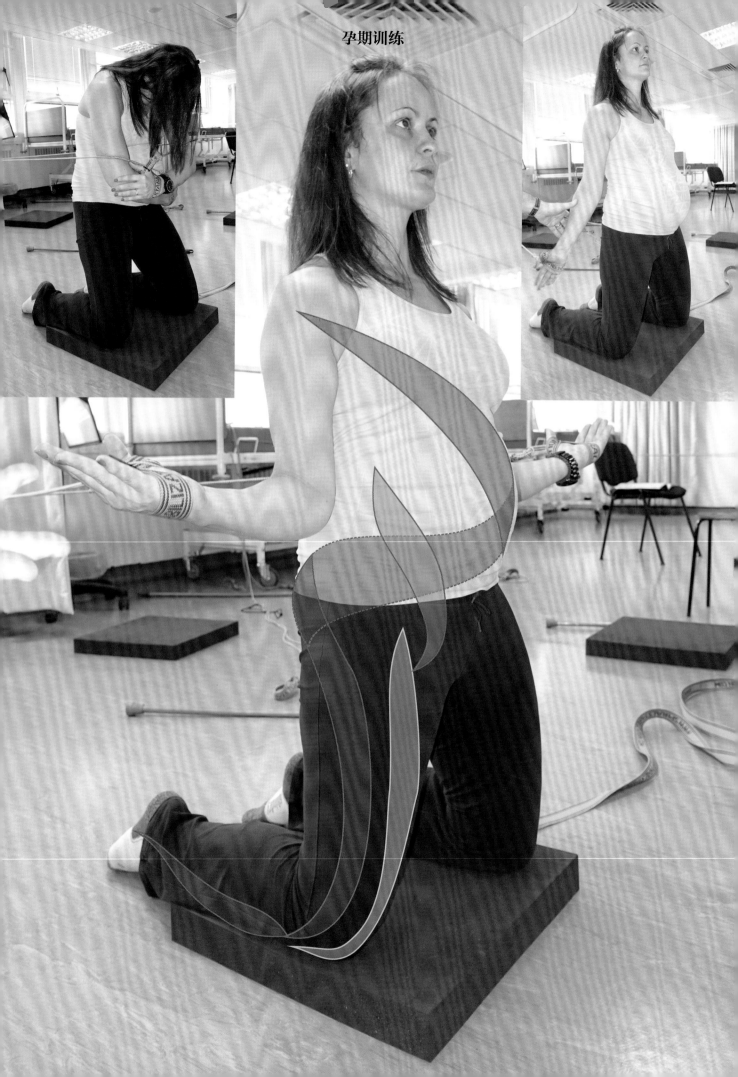

基础训练

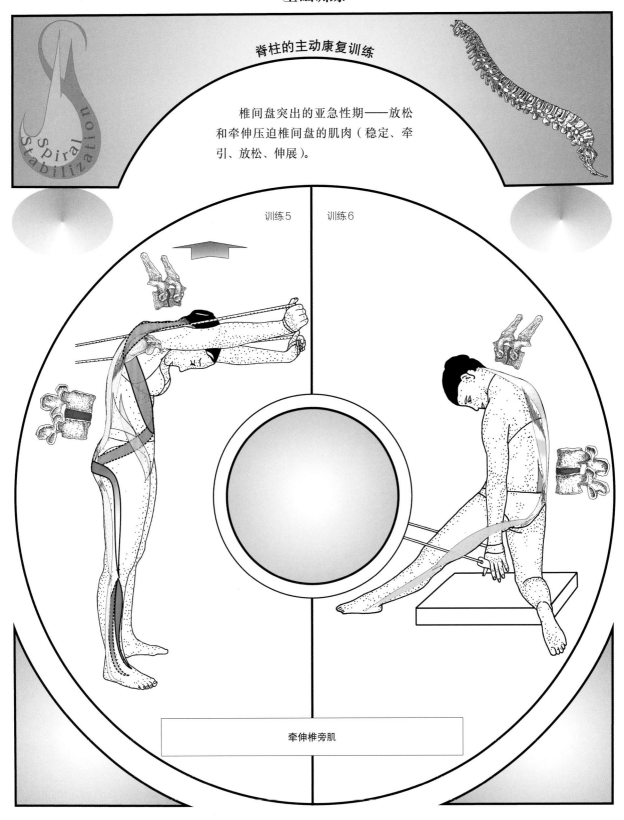

脊柱的主动康复训练

椎间盘突出的亚急性期——放松和牵伸压迫椎间盘的肌肉（稳定、牵引、放松、伸展）。

训练5　训练6

牵伸椎旁肌

　　训练5和训练1一样，要求具有协调性，并且牵伸背部肌肉。

　　训练6由SA螺旋肌肉链稳定身体，它非常有效地向上牵伸脊柱，同时牵伸背肌。如果背肌很短，那么运动的程度就有限，需要谨慎地牵伸；如果肩关节活动障碍，那么训练要在屈肘情况下进行，无须抬起手臂。

　　训练应舒缓进行，并且用力较小。

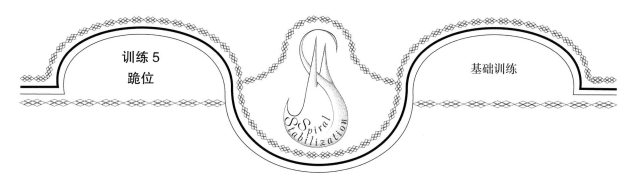
跪位，牵伸背部，双臂后伸。

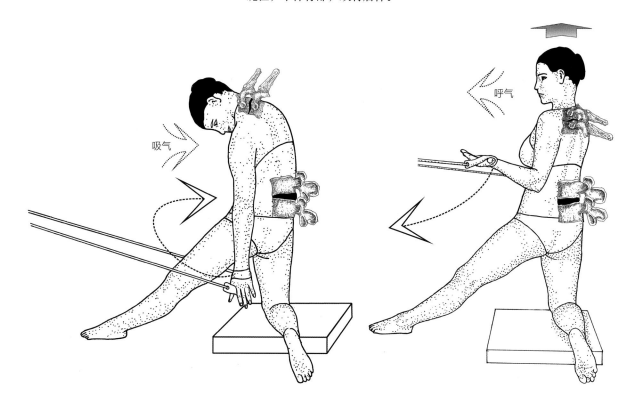

初始体位——训练的被动部分

　　◎ 患者跪位，面向弹力绳；

　　◎ 左腿前伸，膝关节伸直，足尖向前下伸直；

　　◎ 右腿在后，屈膝，与左腿形成直角，这个姿势为训练提供了稳定性；

　　◎ 手臂向屈膝腿牵伸，着重牵伸下腰部；

　　◎ 胸部形成长的后凸弯曲（形似猫背），头部由颈部韧带被动悬吊；

　　◎ 此姿势下患者吸气。

初始体位的训练牵伸背肌和大腿后肌群。
初始体位由 ES 和 QL 垂直肌肉链稳定。

治疗过程——训练的主动部分

　　此训练由稳定臀部、端正骨盆和挺直腰椎前凸开始。

　　◎ 躯干从骨盆向上固定，逐渐形成跪位平衡；

　　◎ 双肩胛骨向后下牵伸，肘接近身体平面，但不要超过；

　　◎ 头部保持在中轴位上，枕部向上抬起，颈部完全放松；

　　◎ 双臂外旋张开，掌心向上，肘部保持紧贴身体；

　　◎ 此姿势下患者呼气。

由 LD 和 TR 螺旋肌肉链稳定主动体位。
脊柱主动向上牵伸。

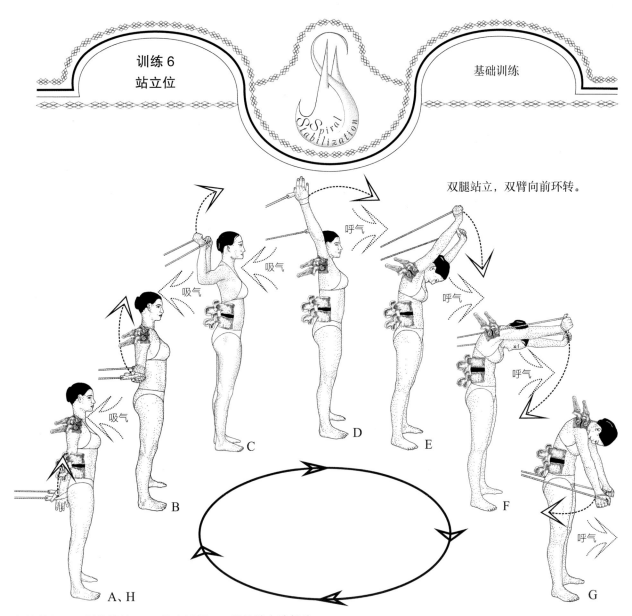

双腿站立，双臂向前环转。

初始体位——训练的被动部分

◎ 患者背向弹力绳站立；

◎ 背部挺直；

◎ 双臂沿身体牵伸，掌心向外，拇指向后；

◎ 整个身体背部放松，即头颈的背侧、肩胛区、胸部和腰部放松；

◎ 此姿势下患者吸气。

颈椎、腰椎挺直。

由ES和QL垂直肌肉链稳定初始体位。

治疗过程——训练的主动部分

本训练中，双臂于身体两侧距肩大约30cm处做大环转运动。

步骤A——此训练由稳定臀部、端正骨盆和挺直腰椎前凸开始。从骨盆向上到双肩胛骨中线的平面（第5胸椎）固定躯干，逐渐形成站立位平衡。头部保持在中轴位上，枕部向上抬起。

步骤B——前臂抬至肘的高度，沿上臂（肱骨）轴线水平外旋，手臂向后拉，双肘向后靠拢，但不要超过身体的平面，手掌转而向上（旋后），食指微微抬起，这样绳子就可保持在食指与拇指之间。上胸部打开，下肋部保持向下牵拉。头部保持在中轴位上，枕部向上抬起，颈部完全放松。患者持续吸气。此姿势由LD和TR螺旋肌肉链稳定。

步骤C——双臂继续向上，同时肩关节持续向后牵伸。

步骤D——当双臂向上牵伸至轻微形成V字形时结束，此时患者停止吸气。

随着轻微的呼气（大约20%肺活量），双肩胛骨向下向后牵伸，颈部放松。

步骤E——颈后用力牵伸，从头开始，一个椎体接着一个椎体地屈颈，下巴移向胸骨。患者持续呼气。

步骤F——继续屈曲脊柱，胸骨向下朝耻骨联合牵伸。

步骤G——屈曲脊柱到腰椎部达到最大，形成最大的后凸。骨盆保持稳定，臀大肌紧张。要注意的是，胸部中心应该向后移动，而不是向前，这样可以保持在前轴上运动。此时患者停止呼气。

步骤H——放松站立，所有肌肉包括臀大肌放松。

在步骤E、F和G中，脊柱由SA螺旋肌肉链主动地向上向前牵伸。

颈椎、腰椎椎间盘前后极打开。

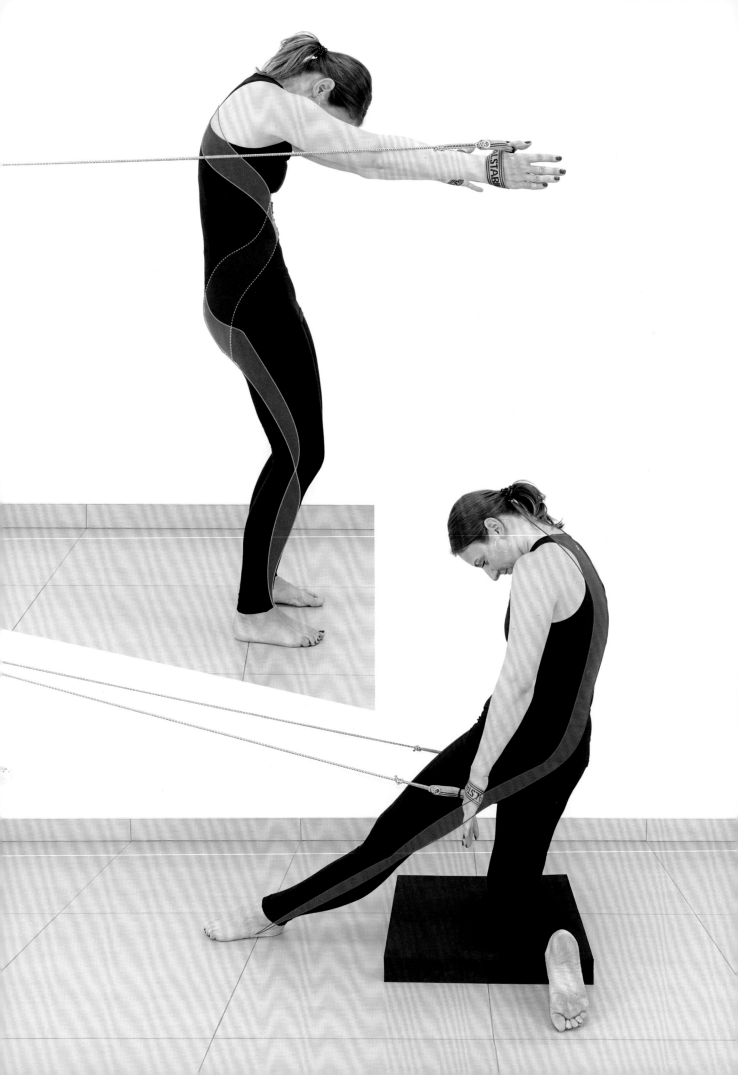

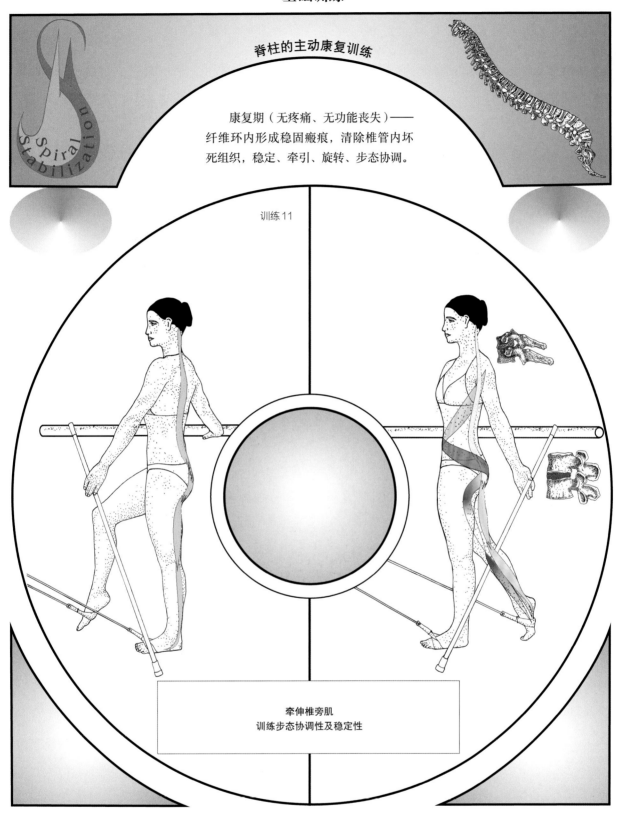

脊柱的主动康复训练

康复期（无疼痛、无功能丧失）——
纤维环内形成稳固瘢痕，清除椎管内坏
死组织，稳定、牵引、旋转、步态协调。

训练11

牵伸椎旁肌
训练步态协调性及稳定性

训练11需要结合之前训练的协调性，也是由LD和TR螺旋肌肉链保持稳定的。

这是四肢向后的伸展运动，不要造成背部弯曲——过度前凸。

该训练是肩带与盆带的抵抗运动，从而纠正步态。

该训练有效地强化了臀大肌及髋部屈肌。

训练需要舒缓，且限制用力。

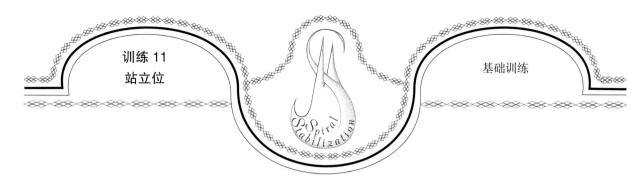
依附固定支持，单腿稳定站立，双伸展（以肩为轴牵伸双臂，以髋为轴牵伸双腿）。

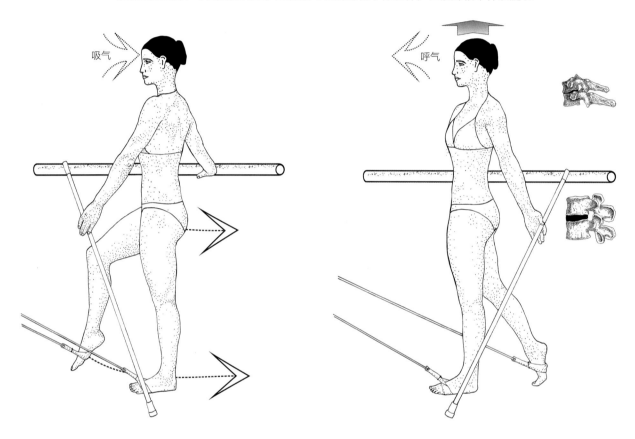

初始体位——训练的被动部分

◎ 后轴线放松站立位，面向弹力绳；

◎ 左腿为支撑腿；

◎ 右腿（摆动腿）向前保持住，屈髋屈膝；

◎ 右手握住扶手或椅子；

◎ 左臂前伸；

◎ 胸椎、腰椎保持在中轴位上，不要旋转；

◎ 此姿势下患者吸气。

由 PM 和 SA 螺旋肌肉链主动稳定初始体位。

治疗过程——训练的主动部分

该训练由稳定左侧支撑腿的臀部开始，然后端正骨盆和挺直腰椎前凸。从骨盆向上到双肩胛骨中线的平面（第5胸椎）固定躯干，逐步形成站立位平衡。右腿向后移动（伸髋）。

动作结束时足尖触地，足尖向下、足跟向上（足尖向外旋转是错误的）。要点是该动作应由髋部产生，腰椎在中轴位上保持不动（腰椎前凸加深是错误的）。该动作由3部分组成：1.伸髋；2.骶髂关节前后运动；3.脊柱保持在中轴位上，向上牵拉，曲度被缓慢地纠正。

与此同时，左臂后伸。该动作由3部分组成：1.肩关节伸展；2.胸肩胛运动——肩胛骨沿胸廓向后向下运动；3.脊柱保持在中轴位上，向上牵拉，曲度被缓慢地纠正。接着，左臂相向运动，即从后向前运动。

头部保持在中轴位上，不要旋转。躯干在头以下旋转，枕部抬高。此姿势下患者呼气至下腹部。

主动体位由 LD、TR 螺旋肌肉链实现稳定。

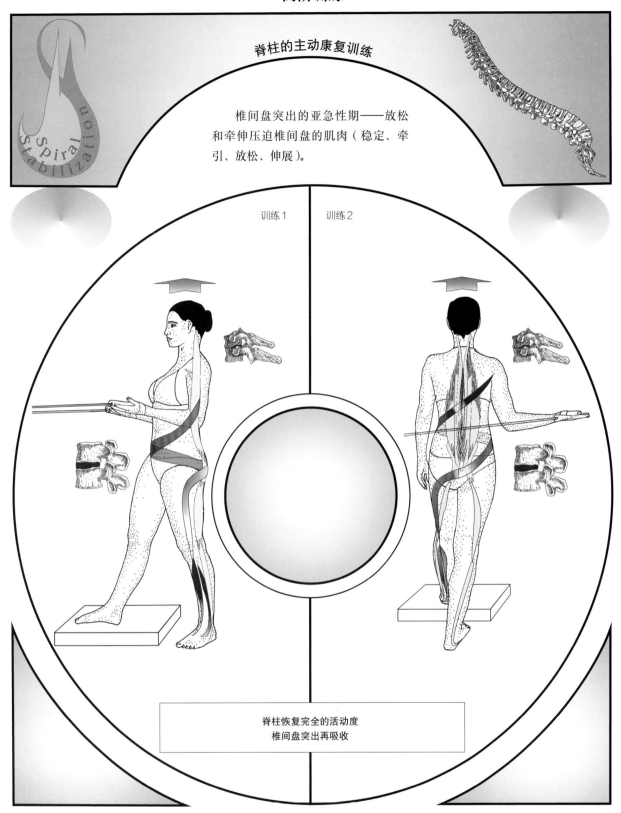

脊柱的主动康复训练

椎间盘突出的亚急性期——放松和牵伸压迫椎间盘的肌肉（稳定、牵引、放松、伸展）。

训练1　　　训练2

脊柱恢复完全的活动度
椎间盘突出再吸收

　　训练1、2由LD（背阔肌）和TR（斜方肌）肌肉链稳定身体。这些肌肉链通过收缩身体围度来产生向上的牵引力，达到治疗受损椎间盘的目的。

　　训练舒缓并使用大约1千克力的力量（使用黑色弹力绳），着重于标准地完成这两个体位的训练。

　　训练强度以不引起疼痛为宜。如果出现疼痛则靠近弹力绳的固定点，以此来减少用力。为避免疼痛，应限制训练的范围。如果某一训练始终引起疼痛，将之跳过，继续下一训练，1周后再尝试该训练。

　　如果熟练掌握了这些训练，可以使用绿色弹力绳，它可以提供1～3千克力的力量。

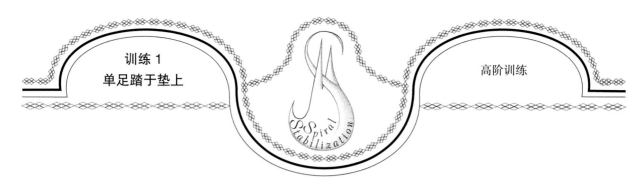
单腿向前踏于垫上，双臂后拉。

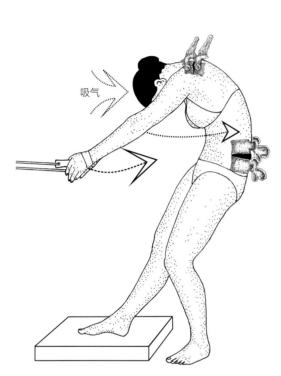

吸气

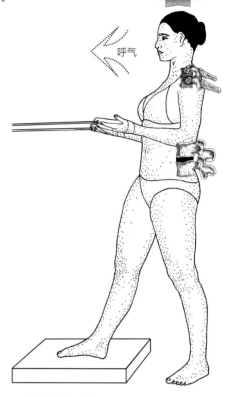

呼气

初始体位——训练的被动部分

◎ 面向弹力绳放松站立；

◎ 右腿伸直向前踏于垫子上（膝关节伸直，不要弯曲）；

◎ 左腿弯曲；

◎ 背部弓起（形似猫背）；

◎ 背部中心比骨盆更靠后（背部推向后方，骨盆推向前方），垫子可以加大后凸的曲度，加强背肌的牵伸；

◎ 躯干以骨盆为基，即在前轴上；

◎ 胸部一定不要超出骨盆前方（胸骨在耻骨联合上方）；

◎ 双臂放于身体前方，被动地被弹力绳拉向前方；

◎ 掌心向下；

◎ 整个身体背部放松，即头颈的背侧、肩胛区、胸部和腰部放松；

◎ 此姿势下患者吸气。

脊柱被动地向前牵伸。

颈椎、腰椎背侧打开幅度更大些，这样椎间盘前极可有轻微的压力。

初始体位由ES和QL垂直肌肉链实现稳定。

治疗过程——训练的主动部分

此训练由稳定臀部、端正骨盆和挺直腰椎前凸开始。

◎ 右腿保持伸直状态，左腿伸直，重心落于左腿；

◎ 逐渐形成站立位平衡，从骨盆向上到双肩胛骨中线的平面（第5胸椎）依次固定躯干；

◎ 双肘水平后拉至躯干背侧平面，不要超过；

◎ 手和前臂放松；

◎ 前臂沿手臂的长轴旋转，这样动作结束时掌心向上（旋后）；

◎ 双肩上部轻微打开，双肩胛骨下部向脊柱靠拢并轻微下沉；

◎ 头部保持在中轴位上，枕部抬高；

◎ 颈部完全放松；

◎ 此姿势下患者呼气至下腹部。

由LD、TR螺旋肌肉链主动牵伸腰椎。颈椎和腰椎打开。

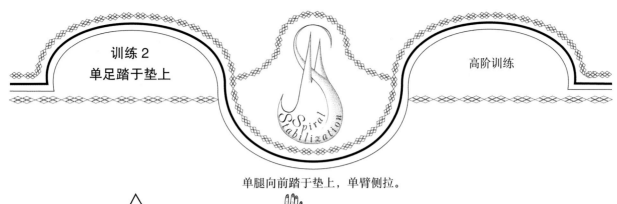

单腿向前踏于垫上，单臂侧拉。

吸气　　呼气

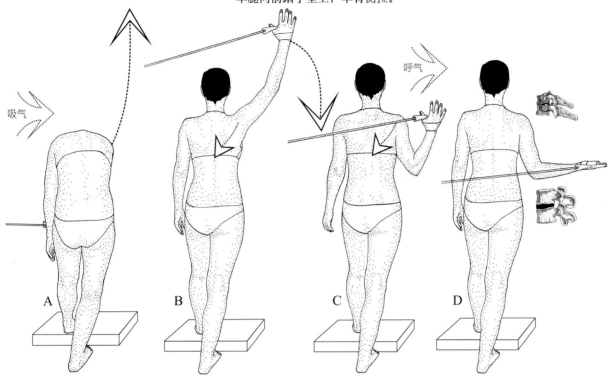

A　　B　　C　　D

初始体位——训练的被动部分（步骤A）

◎ 身体一侧朝向弹力绳，放松站立；

◎ 左腿前伸，踏于垫子上（膝关节伸直，不要弯曲）；

◎ 右腿弯曲；

◎ 背部弓起（形似猫背）；

◎ 背部中心比骨盆更靠后（背部推向后方，骨盆推向前方）；

◎ 躯干以骨盆为基；

◎ 胸部一定不要超出骨盆前方（胸骨在耻骨联合上方）；

◎ 右臂斜拉至躯干前方，掌心朝向身体；

◎ 整个身体背部放松，即头颈背侧、肩胛区、胸部和腰部放松；

◎ 此姿势下患者吸气。

脊柱被动地向前牵伸及旋转。

颈椎、腰椎背侧打开的幅度更大些，这样椎间盘前极可有轻微的压力。

臂、肩及胸部相互作用。右臂向前运动，肩跟随手臂沿胸部向前运动；与此同时胸部旋转，棘突随肩胛骨运动产生功能性脊柱侧弯。

初始体位由ES和QL垂直肌肉链实现稳定。

治疗过程——训练的主动部分

步骤B——此训练由稳定臀部、端正骨盆和挺直腰椎前凸开始。

◎ 双腿伸直；

◎ 逐步形成站立位平衡，从骨盆向上到双肩胛骨中线的平面（第5胸椎）依次固定躯干；

◎ 右肘后拉并抬高，直到手臂完全抬起。

步骤C——继续向后，直到弹力绳到达身后；肘部弯曲，肩强烈向后下牵伸并向脊柱靠拢；掌心向前，拇指向上，这样可以强烈地牵伸锁骨下至上胸部的区域。此姿势可继续向后，将旋转躯干，从而进一步动员胸部和胸椎、颈椎。

步骤D——右前臂水平位伸直，并沿手臂的长轴旋转，这样动作结束时掌心向上，拇指向后（旋后）。

◎ 右肩胛骨向脊柱靠拢并轻微下沉；

◎ 训练侧的肩较对侧下沉；

◎ 头部保持在中轴位上，枕部抬高；

◎ 颈部完全放松；

◎ 此姿势下患者呼气至下腹部。

脊柱主动向上牵伸。颈椎、腰椎打开，脊柱在中轴上被矫正——实现共轴。如果继续向后训练，脊柱会发生侧弯——实现脊柱松解。

主动体位由LD、TR螺旋肌肉链实现稳定。

高阶训练

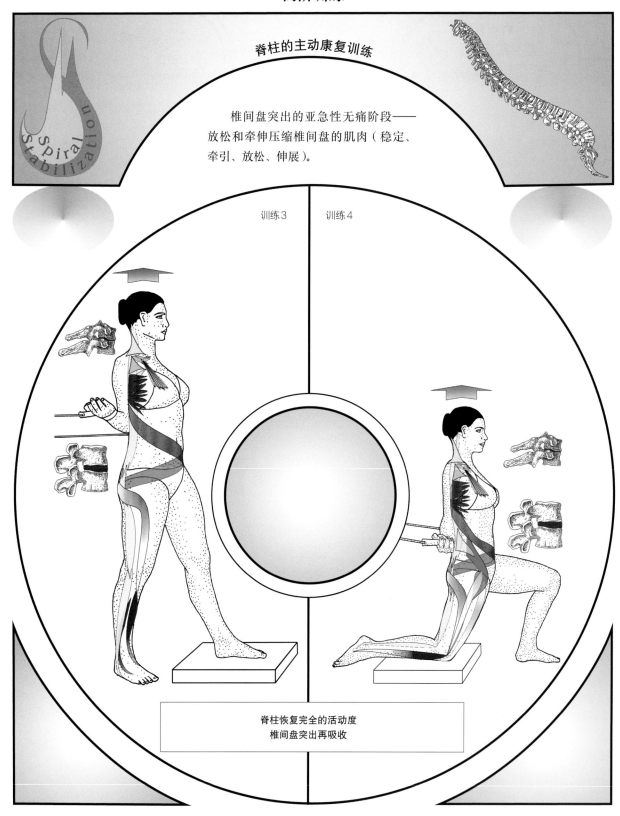

脊柱的主动康复训练

椎间盘突出的亚急性无痛阶段——
放松和牵伸压缩椎间盘的肌肉（稳定、
牵引、放松、伸展）。

训练3　训练4

脊柱恢复完全的活动度
椎间盘突出再吸收

　　训练3和4通过螺旋肌肉链LD（背阔肌）和TR（斜方肌）稳定身体。身体螺旋稳定时，我们牵伸肩带肌和盆带肌前群。

　　训练应该缓慢，用力要小。

　　训练3中臂缓慢张开，不要斜向后，这很重要。训练4中骨盆要缓慢前移，臀部保持较强的紧张度，确保脊柱不前凸。该训练强力牵伸髋部屈肌。

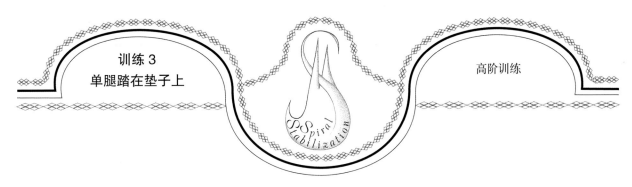
单腿向前踏在垫子上，向后张开双臂，两肘相互接近。

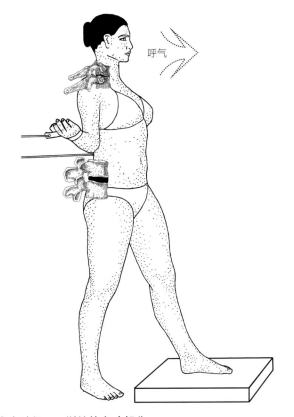

呼气

吸气

治疗过程——训练的主动部分

此训练由稳定臀部、端正骨盆和挺直腰椎前凸开始。

◎ 逐步形成站立位平衡，从骨盆向上到双肩胛骨中线的平面（第5胸椎）依次固定躯干；

◎ 前臂沿上臂（肱骨）的轴线在水平线上向外向后旋转；

◎ 掌心向上（旋后），食指轻微抬起，这样弹力绳可以保持在拇指和食指之间；

◎ 双肩胛骨靠拢并微微下沉；

◎ 上胸部打开，下肋部向下拉，这样会使呼气更加顺畅；

◎ 双肘向后运动但不要超出身体平面，动作最后双肘会相向拉紧；

◎ 头部保持在中轴位上，枕部向上抬起；

◎ 颈部完全放松；

◎ 此姿势下患者呼气至下腹部。

脊柱由LD螺旋肌肉链主动向上牵伸。
颈椎与腰椎打开。

初始体位——训练的主动部分

◎ 患者背对弹力绳站立；

◎ 左腿前伸踏在垫子上，膝关节伸直，不要弯曲；

◎ 右腿屈膝；

◎ 弓背（形似猫背）；

◎ 背部中心要比骨盆更向后（背部推向后，骨盆推向前）；

◎ 胸部不要超出骨盆前方（胸骨位于耻骨联合上方），这很重要；

◎ 双臂在身前交叉；

◎ 手掌朝向身体；

◎ 整个背部放松，包括头颈背侧、肩胛区、胸部及腰部；

◎ 在此体位下患者吸气。

脊柱被PM螺旋肌肉链主动向上牵伸。
颈椎与腰椎背侧向上打开更大些，此时椎间盘的前后极有向上的压力。

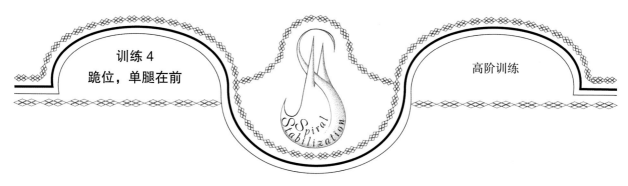

后腿跪姿，前腿屈膝，向后张开双臂，双侧肩胛骨相互接近，向前推骨盆。

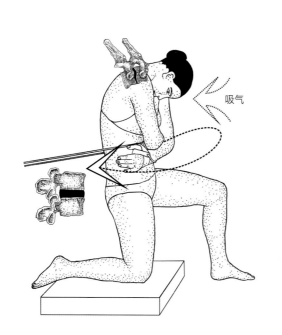

吸气

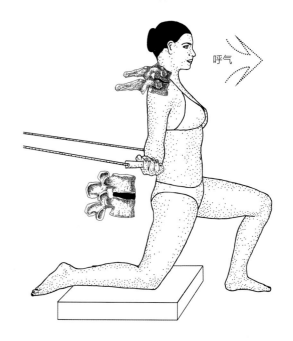

呼气

初始体位——训练的被动部分

◎ 患者右膝跪位，背对弹力绳；

◎ 患者弓身成猫背状（长的、放松的后凸弯曲）；

◎ 胸部不要超出骨盆前方（胸骨位于耻骨联合上方），这很重要；

◎ 双臂在身体前交叉；

◎ 左腿在前，处于前伸姿势；

◎ 整个背部放松，即腰部、肩胛区、头颈背侧都是放松的；

◎ 在此体位下患者吸气。

初始体位由 PM 螺旋肌肉链维持稳定。

颈椎与腰椎在背侧向上打开更大些，此时椎间盘的前后极会有向上的压力。

治疗过程——训练的主动部分

此训练由稳定右臀部、端正骨盆开始。一定要注意脊柱要缓慢地挺直，不能加大腰椎前凸。从骨盆向上稳定躯干，逐渐做出躯干挺直的膝跪位。双臂缓慢打开外旋，前臂在肘的高度沿上臂（肱骨）轴线水平外旋，手向后拉。双肘向后靠拢，但不要超出身体平面。手掌转而向上（旋后），食指轻微抬起，以保证绳子在食指和拇指之间。上胸部打开，下肋部保持向下牵拉。

头部保持在中轴位上，枕部抬起，颈部完全放松。腿后部臀肌用力将骨盆推向前方，这样可以集中牵伸髋部屈肌。

此阶段患者呼气至下腹部。

最终体位由 LD、TR 螺旋肌肉链稳定。

脊柱主动地向上牵伸。

患者回到初始体位，头枕部逐渐抬高，一个椎体接着一个椎体地屈颈，含胸，胸骨向下朝耻骨联合牵伸。要注意的是，胸部中心应该向后移动，而不是向前，这样可以保持在前轴上运动。双臂身体前交叉。

双腿交替，重复相同训练。

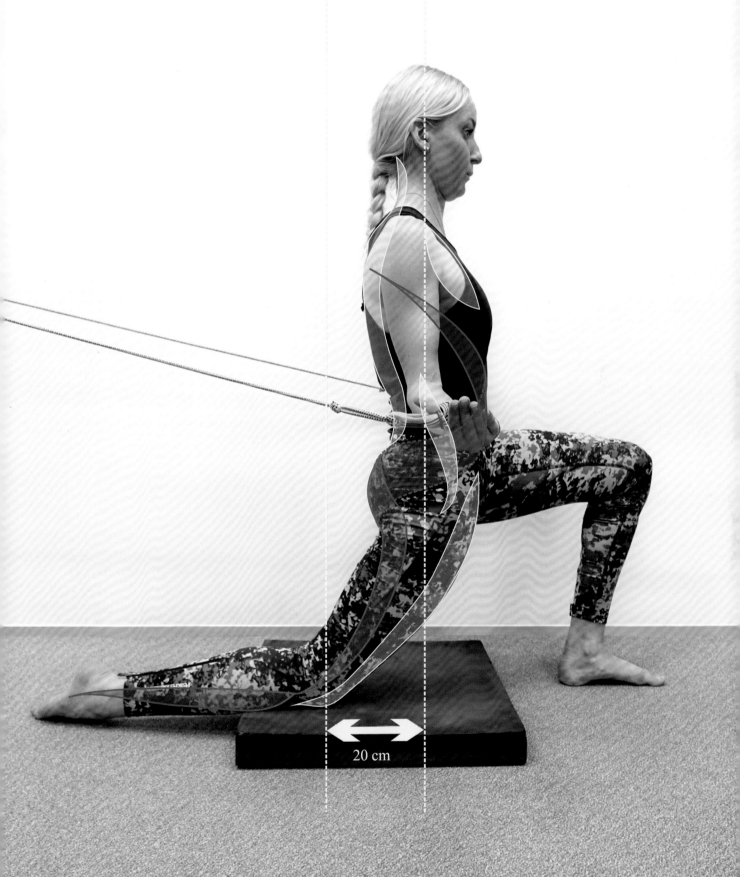

20 cm

高阶训练

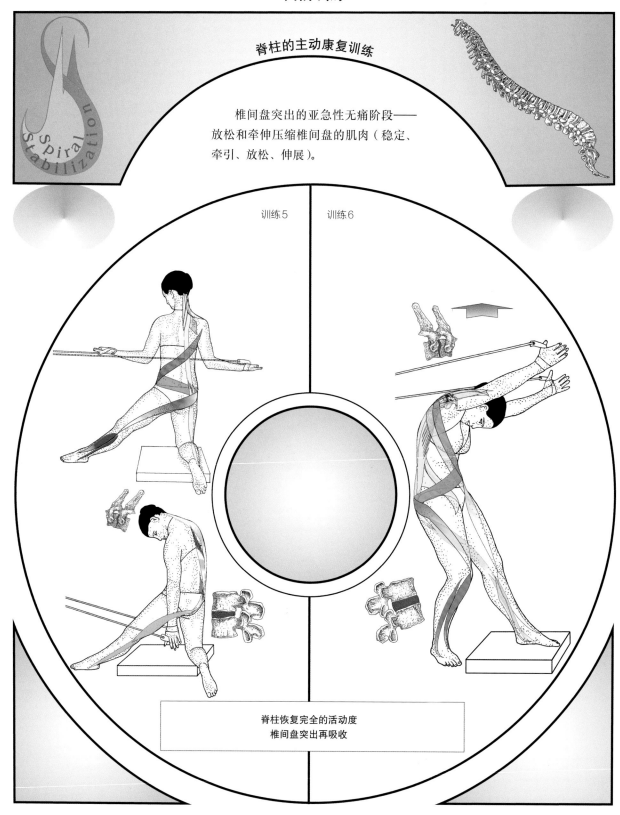

脊柱的主动康复训练

椎间盘突出的亚急性无痛阶段——
放松和牵伸压缩椎间盘的肌肉（稳定、
牵引、放松、伸展）。

训练5 训练6

脊柱恢复完全的活动度
椎间盘突出再吸收

训练5像训练1一样，要求保持协调性，并牵伸背部肌肉。

训练6通过SA（前锯肌）螺旋肌肉链稳定身体，它有效地向上牵伸脊柱，同时牵伸背部肌肉。如果背部肌肉过短，运动将受限。如果肩关节活动障碍，训练可以通过屈肘进行，无须抬起手臂。

训练应该缓慢进行，并且力度小一些。

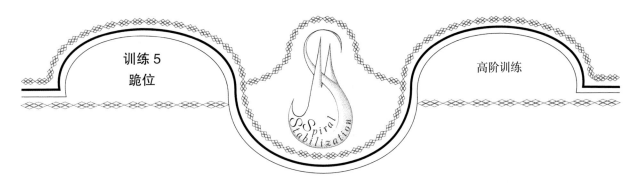

膝跪位，牵伸背部，双臂向后拉，弹力绳越过头向后拉。

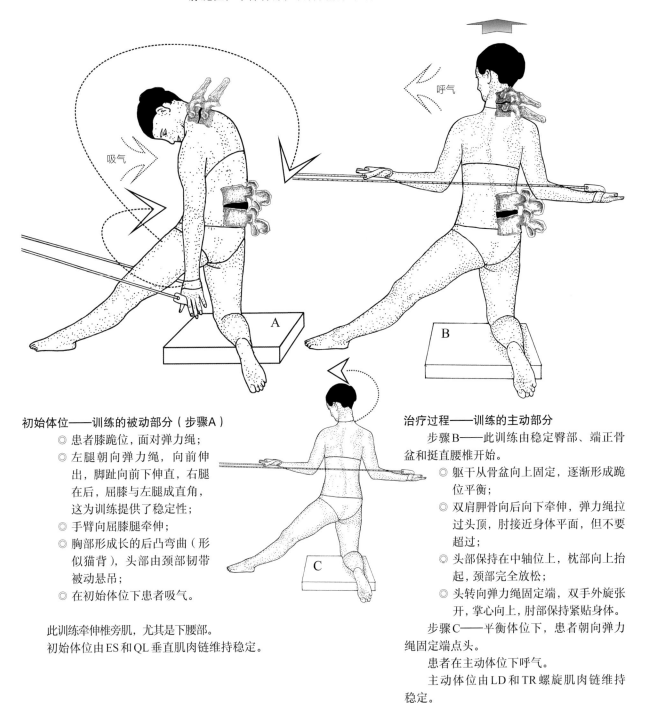

初始体位——训练的被动部分（步骤A）

◎ 患者膝跪位，面对弹力绳；

◎ 左腿朝向弹力绳，向前伸出，脚趾向前下伸直，右腿在后，屈膝与左腿成直角，这为训练提供了稳定性；

◎ 手臂向屈膝腿牵伸；

◎ 胸部形成长的后凸弯曲（形似猫背），头部由颈部韧带被动悬吊；

◎ 在初始体位下患者吸气。

此训练牵伸椎旁肌，尤其是下腰部。

初始体位由ES和QL垂直肌肉链维持稳定。

治疗过程——训练的主动部分

步骤B——此训练由稳定臀部、端正骨盆和挺直腰椎开始。

◎ 躯干从骨盆向上固定，逐渐形成跪位平衡；

◎ 双肩胛骨向后向下牵伸，弹力绳拉过头顶，肘接近身体平面，但不要超过；

◎ 头部保持在中轴位上，枕部向上抬起，颈部完全放松；

◎ 头转向弹力绳固定端，双手外旋张开，掌心向上，肘部保持紧贴身体。

步骤C——平衡体位下，患者朝向弹力绳固定端点头。

患者在主动体位下呼气。

主动体位由LD和TR螺旋肌肉链维持稳定。

脊柱主动向上牵伸。

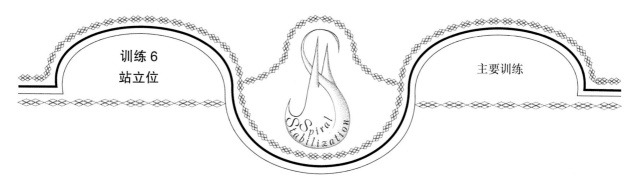
后腿站立，前腿踏在垫子上，双臂向前环转。

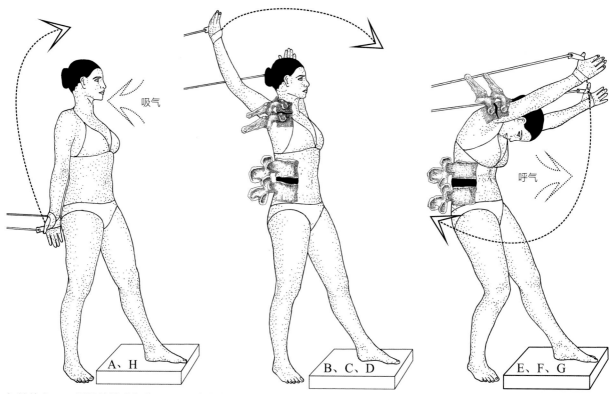

吸气

呼气

A、H   B、C、D   E、F、G

初始体位——训练的被动部分

◎ 患者背对弹力绳，站立位；

◎ 双腿伸直，重心在后腿上；

◎ 背部在前轴位上挺直；

◎ 双臂沿身体牵伸，掌心向外，拇指向后；

◎ 整个后背放松，包括头颈的背侧、肩胛区、胸部和腰部；

◎ 在此体位下患者吸气。

挺直颈椎和腰椎，因重力轻微压缩。

初始体位由ES和QL垂直肌肉链维持稳定。

治疗过程——训练的主动部分

本训练中，患者双臂在体侧大范围环转，距肩大约30cm。

步骤A——此训练由稳定臀部、端正骨盆和挺直腰椎前凸开始。从骨盆向上到双肩胛骨中线的平面（第5胸椎）固定躯干，逐渐形成站立位平衡。头部保持在中轴位上，枕部向上抬起。

步骤B——前臂抬至肘的高度，沿上臂（肱骨）轴线水平外旋，手臂向后拉，双肘向后靠拢，但不要超过身体平面。手掌转而向上（旋后），食指微微抬起，这样绳子就可保持在食指与拇指之间。上胸部打开，下肋部保持向下牵拉。头部保持在中轴位上，枕部向上抬起。颈部完全放松。患者持续吸气。

步骤C——双臂继续向上，同时肩关节持续向后牵伸。

步骤D——当双臂向上牵伸至轻微形成V字形时结束，此时患者停止吸气。

随着轻微的呼气（大约20%肺活量），双肩胛骨向下向后牵伸，颈部放松。

在步骤B、C、D中，由LD和TR螺旋肌肉链稳定体位。

步骤E——颈后用力牵伸，从头开始，一个椎体接着一个椎体地屈颈，下巴移向胸骨。患者持续呼气。

步骤F——继续屈曲脊柱，胸骨向下朝耻骨联合牵伸。

步骤G——屈曲脊柱到腰椎部达到最大，形成最大的后凸。骨盆保持稳定，臀大肌紧张。要注意的是，胸部中心应该向后移动，而不是向前，这样可以保持前轴上运动。此时患者停止呼气。

步骤H——放松站立，所有肌肉包括臀大肌放松。

在位置E、F和G中，脊柱主动被SA螺旋肌肉链向上向前牵伸。

颈椎、腰椎椎间盘前后极打开。

旋转训练（高阶）

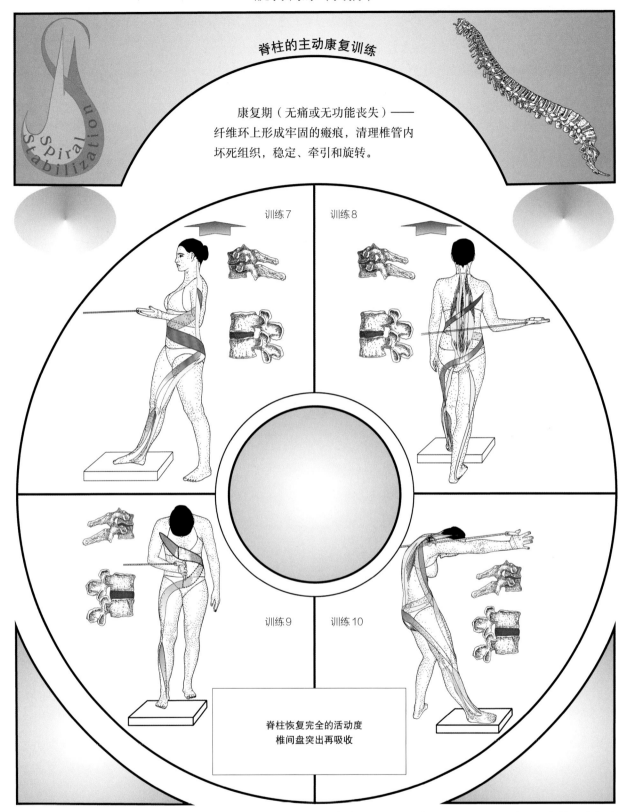

脊柱的主动康复训练

康复期（无痛或无功能丧失）——
纤维环上形成牢固的瘢痕，清理椎管内
坏死组织，稳定、牵引和旋转。

训练7　训练8

训练9　训练10

脊柱恢复完全的活动度
椎间盘突出再吸收

　　这4项旋转训练（7、8、9、10）通过LD（背阔肌）、TR（斜方肌）、SA（前锯肌）和PM（胸大肌）螺旋肌肉链稳定身体。

　　这些肌肉链缩小身体围度，产生一个向上的力，从而治疗受损的椎间盘。

　　训练应该缓慢进行，并用1千克力左右的力量，着重于标准地完成所有体位训练的细节。在缓慢训练过程中，尽可能运动时吸气、结束动作时呼气至下腹部。这可以增加训练时的牵引力。

　　训练的目标是在纤维环（椎间盘中环绕的韧带环）上形成牢固的瘢痕；而且，通过硬膜囊（神经根的韧带封套）的运动，可以清理椎管内的坏死组织。

前腿踏在垫子上，后腿站立，单臂向后运动，旋转躯干。

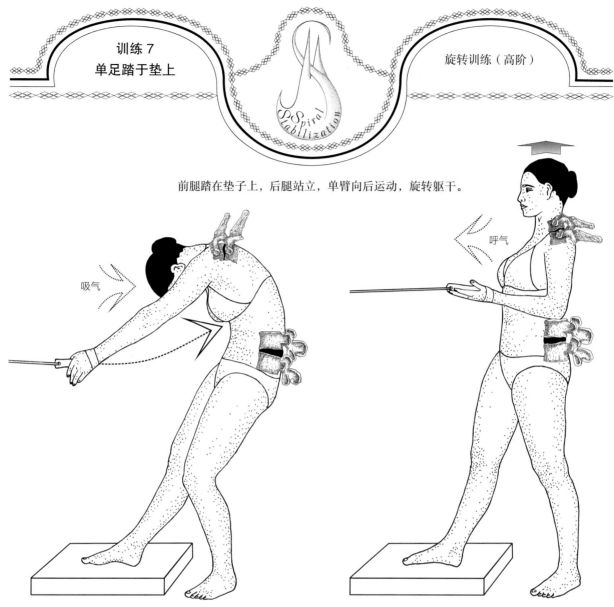

吸气

呼气

初始体位——训练的被动部分

◎ 患者面对弹力绳，放松站立；

◎ 右腿前伸，踏在垫子上；

◎ 左腿在垫子后方屈膝；

◎ 后背弓起（形似猫背）；

◎ 躯干以骨盆为基；

◎ 胸部一定不要超出骨盆前方（胸骨位于耻骨联合上方）；

◎ 左臂伸向前，由弹力绳被动牵拉；

◎ 掌心朝下；

◎ 整个后背放松，包括头颈的背侧、肩胛区、胸部及腰部；

◎ 在此体位下患者吸气。

脊柱被动向前牵伸和旋转。

颈椎、腰椎椎间盘背侧打开更多，这样前极有轻微压力。

臂、肩及胸部相互作用。左臂向前运动，肩胛骨滑过胸部，也跟随臂部向前；同时，胸部旋转，棘突跟着形成功能性脊柱侧弯。

该训练通过牵引和旋转来松解脊柱。

初始体位由 ES 和 QL 垂直肌肉链维持稳定。

治疗过程——训练的主动部分

此训练由稳定臀部、端正骨盆和挺直腰椎前凸开始。

◎ 身体重心维持在左（后面）腿上；

◎ 逐渐形成站立位平衡，从骨盆向上至双肩胛骨中线的平面（第5胸椎）固定躯干；

◎ 左肩关节向后拉至躯干背侧平面，但不要超过；

◎ 手和前臂放松；

◎ 左前臂沿臂长轴旋转，运动结束时掌心朝上（旋后）；

◎ 左肩胛骨靠近脊柱并轻微下沉；

◎ 头在中轴位上，枕部抬起，眼-耳线是水平的；

◎ 颈部完全放松；

◎ 此姿势下患者呼气至下腹部。

脊柱被 LD 和 TR 螺旋肌肉链主动向上拉，颈椎和腰椎向上打开。脊柱实现共轴——脊柱被矫正在中轴线上。

如果可能，继续向后运动肩胛骨，旋转脊柱和胸。

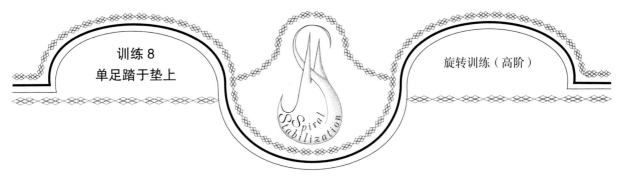

前腿踏在垫子上，后腿站立位，单臂向侧方运动，旋转躯干。

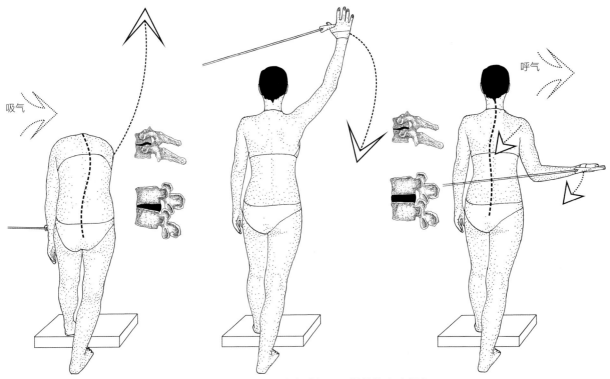

初始体位——训练的被动部分

◎ 患者侧对弹力绳，放松站立；

◎ 左腿前伸踏在垫子上；

◎ 右腿弯曲；

◎ 背部弓起（形似猫背）；

◎ 躯干以骨盆为基；

◎ 胸部一定不要超出骨盆前方（胸骨位于耻骨联合的上方）；

◎ 右臂在躯干前方，由弹力绳斜拉，掌心朝向身体；

◎ 整个后背是放松的，包括头颈背侧、肩胛区、胸部及腰部；

◎ 此姿势下患者吸气。

脊柱被动向前牵伸和旋转。

颈椎与腰椎背侧向上打开更多，这样椎间盘前极有轻微的压力。

右臂和胸部相互作用。右臂向前运动，肩胛骨跟随手臂沿胸部向前运动，棘突随肩胛骨运动产生功能性脊柱侧弯。

初始体位由 ES 和 QL 垂直肌肉链维持稳定。

治疗过程——训练的主动部分

此训练由稳定臀部、端正骨盆和挺直腰椎前凸开始。

◎ 身体重心维持在右（后面）腿上；

◎ 逐渐形成站立位平衡，从骨盆向上至双肩胛骨中线的平面（第 5 胸椎）固定躯干；

◎ 右肘向后拉至躯干背侧平面，但不要超过；

◎ 右臂抬起伸直，弹力绳过头拉向身后；

◎ 运动结束时掌心朝上（旋后）；

◎ 右肩胛骨靠近脊柱并轻微下沉，训练侧肩部略低于休息侧；

◎ 头在中轴位上，枕部抬起；

◎ 颈部完全放松；

◎ 在此位置上，胸继续旋转向右，胸椎形成一个左侧弯曲，肩胛骨可以再移向脊柱，但肘关节一定不要；

◎ 此姿势下患者呼气至下腹部。

在训练时，上胸部和锁骨下方区域得到了集中的牵伸。躯干进一步旋转，可以动员胸部、颈椎和胸椎。

脊柱被 LD 和 TR 螺旋肌肉链主动向上拉，颈椎和腰椎向上打开。脊柱被矫正在中轴线上，实现脊柱共轴。如果继续向后运动，脊柱发生侧弯——脊柱松解。

训练要维持以下次序：稳定、牵引、在轴位上共轴，最后才是旋转松解。没有稳定和牵引而实施旋转是严重错误的行为。

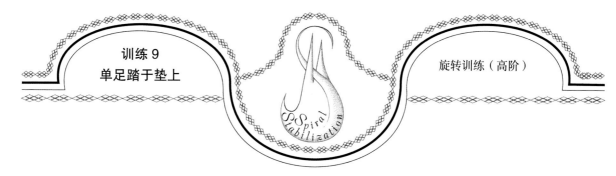

前腿踏在垫子上，后腿站立位，单臂向前方环转，旋转躯干。

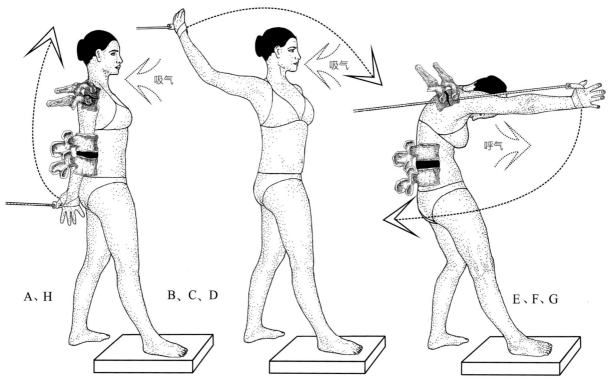

A、H   B、C、D   E、F、G

初始体位——训练的被动部分

◎ 患者站立位，背对弹力绳；

◎ 右腿向前伸，踏在垫子上；

◎ 背部在后轴位上挺直；

◎ 右臂斜向后伸展，手掌转向外，拇指指向后上；

◎ 整个后背是放松的，包括头颈的背侧、肩胛区、胸部和腰部；

◎ 在此体位下，患者吸气。

颈椎和腰椎挺直，因重力而轻微压缩。

初始体位由ES和QL垂直肌肉链维持稳定。

治疗过程——训练的主动部分

训练中，患者右臂在体侧大范围环转，距肩大约30cm。

步骤A——此训练由稳定臀部、端正骨盆和挺直腰椎前凸开始。右腿伸展，从骨盆向上到双肩胛骨中线的平面（第5胸椎）固定躯干，逐渐形成站立位平衡。头部保持在中轴位上，枕部向上抬起，眼–耳线是水平的。

步骤B——右前臂抬至肘的高度，沿上臂（肱骨）轴线水平外旋，手臂向后拉。右肘向身体后移动，手掌转而向上（旋后）。食指微微抬起，这样绳子就可保持在食指与拇指之间。上胸部打开，下肋部保持向下牵拉。头部保持在中轴位上，枕部向上抬起，颈部完全放松。患者持续吸气。

步骤C—— 右臂继续向上，同时肩关节持续向后牵伸。

步骤D——当右臂向上移至肩上方时结束，此时患者停止吸气。

随着轻微的呼气（大约20%肺活量），肩胛骨向后牵伸，颈部放松。

在步骤B、C、D中，由LD和TR螺旋肌肉链稳定体位。

步骤E——颈后用力牵伸，从头开始，一个椎体接着一个椎体地屈颈，下巴移向胸骨。患者持续呼气。

步骤F——继续屈曲脊柱，胸骨向下朝耻骨联合牵伸。

步骤G——屈曲脊柱到腰椎部达到最大，形成最大的后凸。骨盆保持稳定，臀大肌紧张。要注意的是，胸部中心应该向后移动，而不是向前，这样可以保持在前轴上运动。此时患者停止呼吸。右腿弯曲，这样可以加强脊柱后凸至下腰段。

在位置E、F和G中，由SA螺旋肌肉链稳定体位。

步骤H——放松站立，所有肌肉包括臀大肌放松。

脊柱主动被SA螺旋肌肉链向上向前牵伸，与此同时脊柱发生旋转，即脊柱旋转松解。

颈椎、腰椎椎间盘前后极打开。

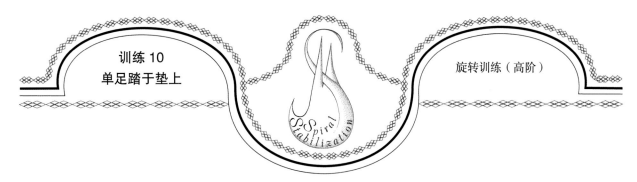

前腿踏在垫子上，后腿站立位，单臂向前拉至腹部正中前方，旋转躯干。

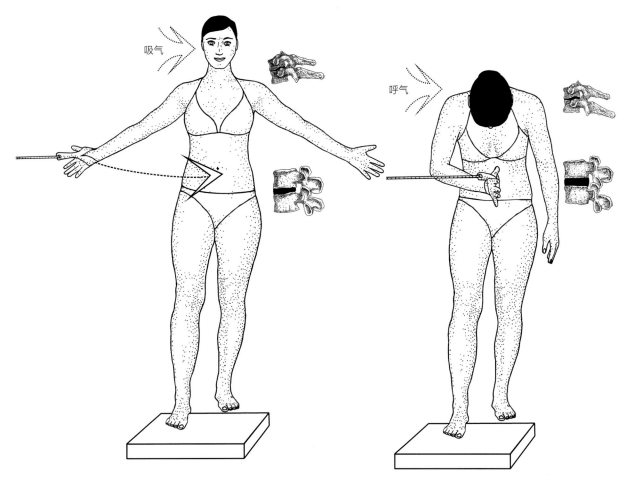

吸气

呼气

初始体位——训练的被动部分

　　患者站立位，侧对弹力绳；

　◎ 患者站立位，侧对弹力绳；

　◎ 右腿前伸，踏在垫子上；

　◎ 左腿在垫子后方，屈膝；

　◎ 身体在后轴上伸直，颈部放松；

　◎ 右臂主动向侧方牵伸直至张
　　开，并轻微向后；

　◎ 手掌朝前，拇指向上；

　◎ 在此体位下患者吸气。

　　初始体位由 ES 和 QL 垂直肌肉链维
持稳定。

治疗过程——训练的主动部分

　　此训练由稳定臀部、端正骨盆和挺直腰椎前凸开始。

　◎ 身体重心始终在左（后面）腿上；

　◎ 臀部被拉到身体前面脐水平以下；

　◎ 头、颈、胸部和腰部逐渐屈曲，形成一个长的脊柱后凸（猫背状）；

　◎ 胸部中心向后运动，胸骨向下拉向耻骨联合，胸骨与耻骨联合一
　　起构成运动的前轴，腰椎尽可能展开；

　◎ 脊柱后凸最大限度地到达训练臂的水平位，即腰部，从而动员腰
　　椎各段；

　◎ 骨盆后倾，向前移动至比胸椎的中心更靠前的位置，骨盆前移的
　　同时背部后移；

　◎ 患者深呼气至下腹部。

　　脊柱通过 PM 螺旋肌肉链引发的腹部主动运动得到牵伸，在旋转训练
时松解脊柱。

腿部训练

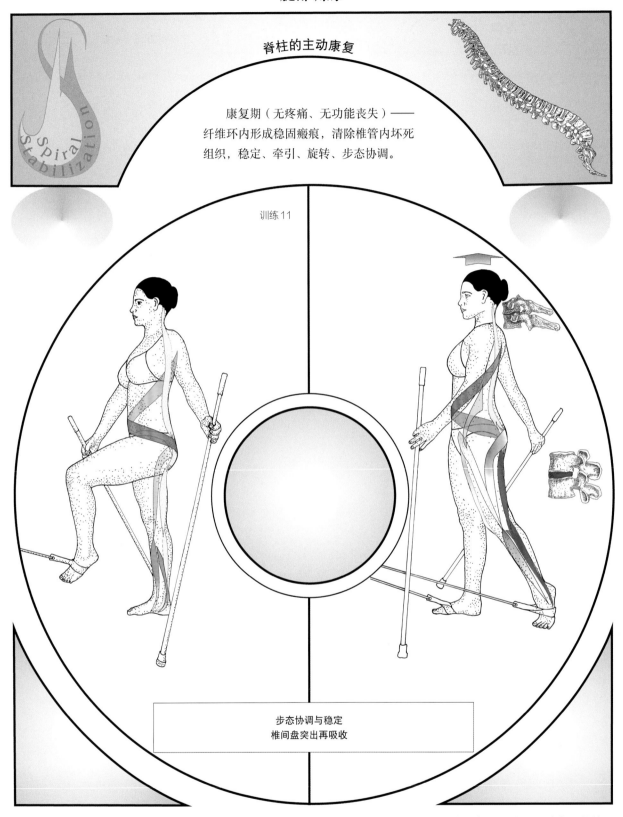

脊柱的主动康复

康复期（无疼痛、无功能丧失）——
纤维环内形成稳固瘢痕，清除椎管内坏死
组织，稳定、牵引、旋转、步态协调。

训练11

步态协调与稳定
椎间盘突出再吸收

训练11要结合之前训练的协调性。重申一次，训练11是由LD和TR螺旋肌肉链维持稳定的。这是四肢向后的伸展运动，一定不能造成脊柱前凸。

在训练中，肩带与盆带形成反向运动，从而纠正步态，脊柱自然地形成功能性S型侧弯。在此训练中，臀大肌得到了有效强化，髋部屈肌也得到牵伸。

训练的目标是在纤维环（椎间盘中环绕的韧带环）上形成牢固的瘢痕；而且，通过硬膜囊（神经根的韧带封套）的运动，可以清理椎管内的坏死组织。

训练过程应慢速轻力。

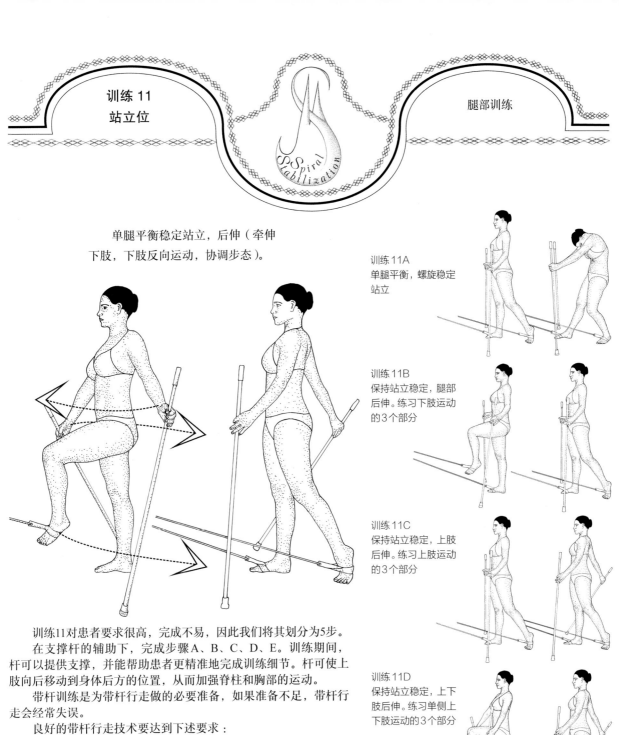

单腿平衡稳定站立，后伸（牵伸下肢，下肢反向运动，协调步态）。

训练11对患者要求很高，完成不易，因此我们将其划分为5步。

在支撑杆的辅助下，完成步骤A、B、C、D、E。训练期间，杆可以提供支撑，并能帮助患者更精准地完成训练细节。杆可使上肢向后移动到身体后方的位置，从而加强脊柱和胸部的运动。

带杆训练是为带杆行走做的必要准备，如果准备不足，带杆行走会经常失误。

良好的带杆行走技术要达到下述要求：
◎ 在垂直轴上运动；
◎ 保持姿势平衡；
◎ 消除肌肉失衡（高阶训练1～6）；
◎ 上下肢在所有3部分训练中均具有最佳的反向运动协调性，并且强化了骨盆和胸部的反向旋转。

上肢运动的3个部分：
◎ 肩关节伸展；
◎ 肩胛骨向后下运动；
◎ 胸椎和胸部旋转，功能性脊柱左、右侧弯。

下肢运动的3个部分：
◎ 髋关节伸展；
◎ 骶髂关节前后运动；
◎ 腰椎处于垂直轴时进行旋转和轻微的左、右侧弯（只有同时通过螺旋肌肉链牵引脊柱才能实现）。

带杆训练可以非常强烈地调动脊柱和胸部运动。

该训练可以向上牵伸脊柱。

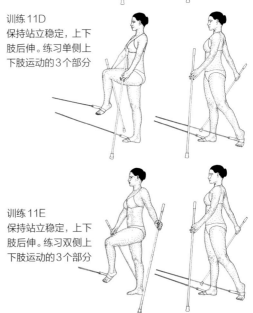

训练11A
单腿平衡，螺旋稳定站立

训练11B
保持站立稳定，腿部后伸。练习下肢运动的3个部分

训练11C
保持站立稳定，上肢后伸。练习上肢运动的3个部分

训练11D
保持站立稳定，上下肢后伸。练习单侧上下肢运动的3个部分

训练11E
保持站立稳定，上下肢后伸。练习双侧上下肢运动的3个部分

双腿站立，重心过渡到前腿。

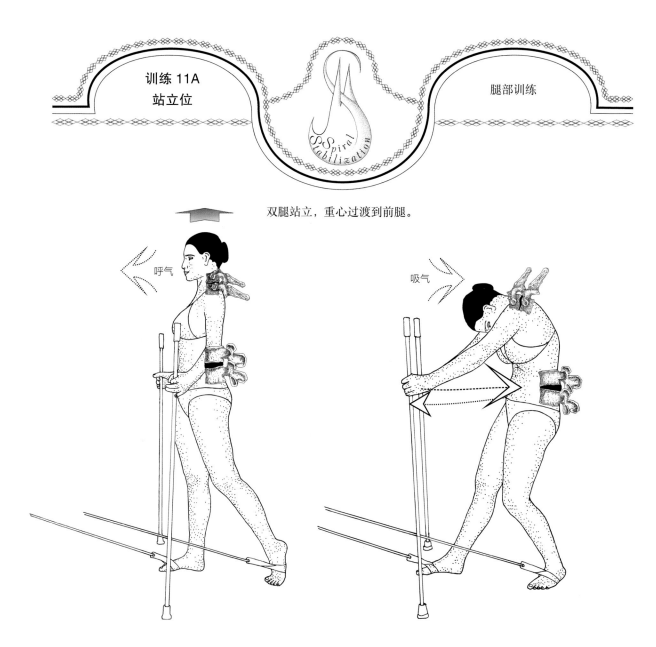

呼气

吸气

治疗过程——训练的主动部分（使用支撑杆）

◎ 患者向前一步，身体重心过渡到右腿，牵伸膝和髋；

◎ 同时，右侧支撑腿绷紧臀部（臀大肌）；

◎ 随着双侧肩胛骨向后靠拢并向下运动，双臂向后牵拉；

◎ 在此姿势下患者呼气。

该训练练习的是单腿站立位的螺旋平衡。

该训练是通过 LD 和 TR 螺旋肌肉链稳定的。

初始体位——训练的被动部分（使用支撑杆）

◎ 双手持杆，持握部位低于肘部约10cm（轻轻持杆，不要紧握）；

◎ 将弹力绳系在脚上，不要高于踝；

◎ 采取放松站立位，脊柱后凸展开，前轴面向弹力绳；

◎ 身体重心在左腿上，左腿在后，屈髋屈膝；

◎ 向前牵伸右腿；

◎ 向前牵伸双臂；

◎ 在此姿势下患者吸气。

初始体位由 ES 和 QL 垂直肌肉链维持稳定。

训练11的5个步骤是为正确地执行有杆或无杆步行技术做准备的。如果没有掌握该训练，缺乏习惯性和准确性，患者将不能正确平稳地行走。不协调和不稳定步态会进一步增加脊柱负担、加速脊柱退变。

这之前的训练（1 ~ 5）是正确完成训练11的基础。

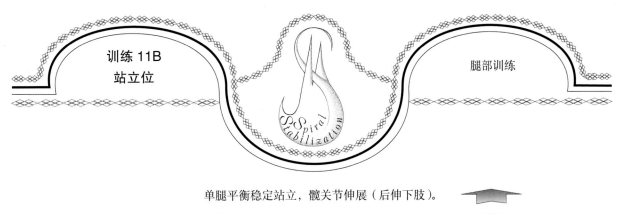

单腿平衡稳定站立，髋关节伸展（后伸下肢）。

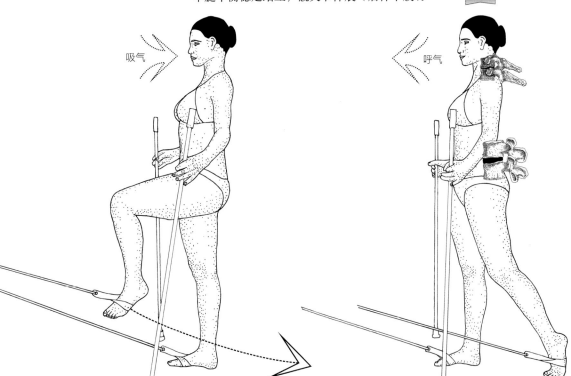

吸气

呼气

初始体位——训练的被动部分（使用支撑杆）
◎ 后轴位放松站立，面向弹力绳；
◎ 左腿（摆动腿）向前，屈髋屈膝；
◎ 双臂与身体齐平，肩胛骨向下固定；
◎ 在此体位下患者吸气。
初始体位由 ES 和 QL 垂直肌肉链维持稳定。

治疗过程——训练的主动部分（使用支撑杆）
◎ 臀部向右侧支撑腿用力；
◎ 左腿向后移动；
◎ 臀部逐渐挪向左侧；
◎ 左腿向后运动，动作仅发生在髋和骶髂关节上；
◎ 脊柱不要前凸，仅在垂直轴上旋转；
◎ 两侧肩胛骨靠拢并向下移动，双臂向后牵拉（稳定脊柱）；
◎ 训练腿的膝盖轻轻弯曲；
◎ 此期间患者呼气。
下肢运动的3个部分：
◎ 髋关节伸展；
◎ 骶髂关节前后运动（只有骨盆保持水平挺直，并沿垂直轴旋转45°时才能实现）；
◎ 腰椎处于垂直轴时进行旋转和轻微右凸。
此过程由 LD 和 TR 螺旋肌肉链维持稳定。

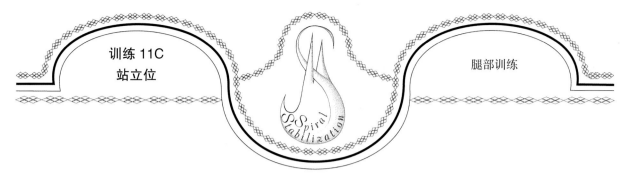

双侧下肢平衡稳定站立，肩关节伸展（上肢向后运动）。

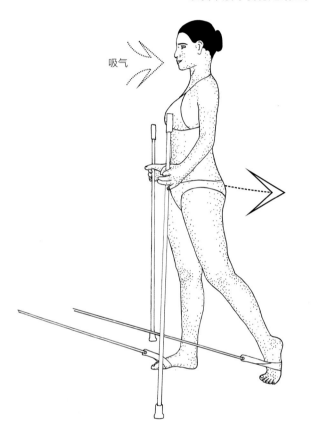

吸气

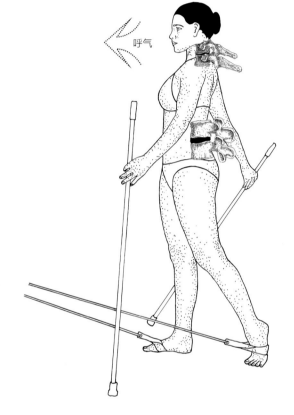

呼气

初始体位——训练的被动部分（使用支撑杆）

　　◎ 后轴位放松站立位，面向弹力绳；

　　◎ 右腿直立；

　　◎ 左腿在后，牵伸髋和膝；

　　◎ 左臂与身体齐平，肩胛骨向下固定；

　　◎ 左臂休息，在训练期间提供支撑；

　　◎ 右臂在前，轻轻向前牵伸；

　　◎ 在被动体位下患者吸气。

初始体位由 ES 和 QL 垂直肌肉链维持稳定。

治疗过程——训练的主动部分（使用支撑杆）

　　◎ 臀部参与双腿站立——稳定骨盆；

　　◎ 右臂向后移动；

　　◎ 双腿保持不动；

　　◎ 脊柱挺直，不要前凸；

　　◎ 左臂休息，在训练期间提供支撑；

　　◎ 右臂向后移动，肩胛骨随之向后下移动；

　　◎ 此期间患者呼气。

上肢运动的 3 个部分：

　　◎ 肩关节伸展；

　　◎ 肩胛骨向后下运动；

　　◎ 胸椎和胸部旋转，功能性脊柱左凸。

此过程由 LD 和 TR 螺旋肌肉链维持稳定。

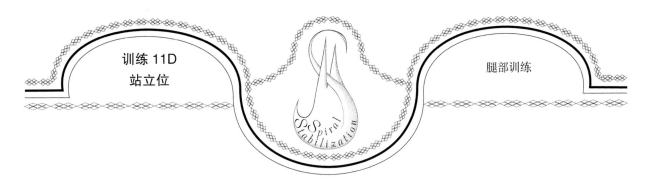

单腿平衡稳定站立，肩关节和髋关节伸展（上肢和下肢均向后运动）。

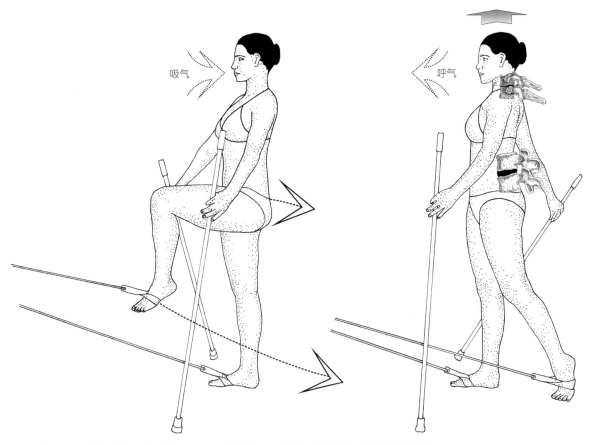

吸气

呼气

初始体位——训练的主动部分（使用支撑杆）

◎ 后轴位放松站立，面向弹力绳；

◎ 右腿支撑；

◎ 左腿（摆动腿）向前，屈髋屈膝；

◎ 右臂向前倾斜伸展，左臂也伸展；

◎ 胸椎、腰椎保持在中轴位上，无旋转；

◎ 初始体位下，患者吸气。

训练的主动部分由 PM 和 SA 螺旋肌肉链维持稳定。

治疗过程——训练的主动部分（使用支撑杆）

将臀部固定于右侧支撑腿开始训练，随后端正骨盆和挺直腰椎前凸。从骨盆向上到第5胸椎依次固定躯干，逐步形成站立位平衡。

左腿向后移动（伸髋），直到脚尖触地。脚尖向下，脚后跟向上（脚尖不要旋外）。要点是该动作由髋部产生，以及腰椎应保持在轴线上（腰椎前凸加深是错误的）。该训练包括3个部分：

◎ 髋关节伸展；

◎ 骶髂关节前后移动；

◎ 脊柱保持在中轴位上，曲线稍稍变直，脊柱向上牵伸并轻轻旋转。

与此同时，右臂后伸。该训练包括3个部分：

◎ 肩关节伸展；

◎ 肩胛骨向后下移动；

◎ 脊柱保持在中轴位上，曲线稍稍变直，脊柱向上牵伸并轻轻旋转。

头部保持在中轴位上，不要旋转，只有头下方的躯干做旋转动作。头枕部向上抬起。此姿势下患者呼气至下腹部。

训练的主动部分由 LD 和 TR 螺旋肌肉链维持稳定。

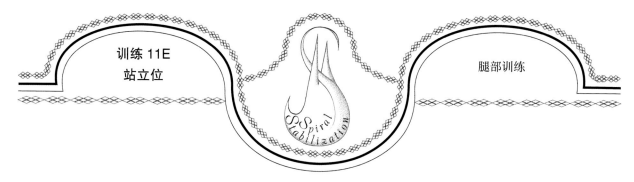
单腿平衡稳定站立，肩关节和髋关节伸展（上肢和下肢向后运动，骨盆和躯干反向旋转）。

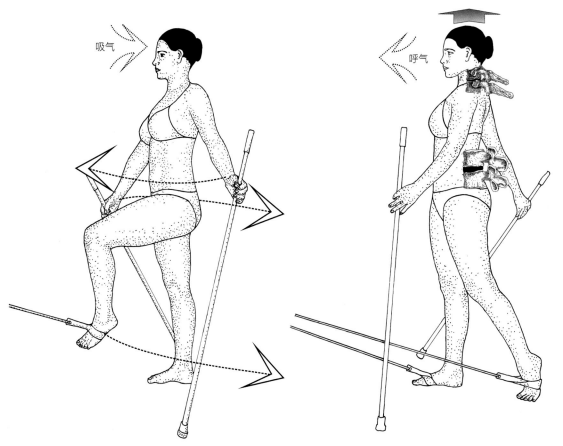

吸气

呼气

初始体位——训练的主动部分（使用支撑杆）

◎ 前轴位放松站立，面向弹力绳；

◎ 左腿（摆动腿）向前，屈髋屈膝；

◎ 右臂向前倾斜伸展，左臂后伸至身体后方；

◎ 胸椎随训练臂轻轻旋转，产生功能性侧弯；

◎ 腰椎随下肢运动；

◎ 初始体位下，患者吸气。

训练的主动部分由 LD、TR、PM 和 SA 螺旋肌肉链维持稳定。

治疗过程——训练的主动部分（使用支撑杆）

将臀部固定于右侧支撑腿开始训练，随后端正骨盆和挺直腰椎前凸。从骨盆向上到第5胸椎依次固定躯干，逐步形成站立位平衡。

左腿向后移动（伸髋），直到脚尖触地。脚尖向下，脚后跟向上（脚尖不要旋外）。要点是该动作由髋部产生，以及腰椎应保持在轴线上（腰椎前凸加深是错误的）。该训练包括3个部分：

◎ 髋关节伸展；

◎ 骶髂关节前后移动；

◎ 腰椎处于垂直轴时进行旋转和轻微右凸。

与此同时，右臂后伸。该训练包括3个部分：

◎ 肩关节伸展；

◎ 肩胛骨向后下移动；

◎ 胸椎和胸部旋转，功能性脊柱左凸。

左臂做反向运动，由身体后方向前方移动。头部保持在中轴位上，不要旋转，只有头下方的躯干做旋转动作。头枕部向上抬起。此姿势下患者呼气至下腹部。

训练的主动部分由 LD、TR、PM 和 SA 螺旋肌肉链维持稳定。

坐位训练

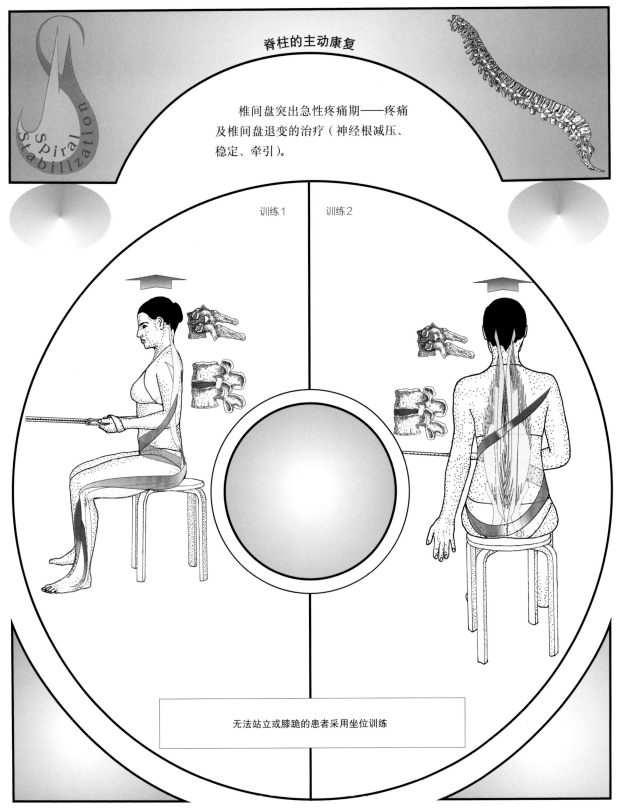

脊柱的主动康复

椎间盘突出急性疼痛期——疼痛及椎间盘退变的治疗（神经根减压、稳定、牵引）。

训练1　　训练2

无法站立或膝跪的患者采用坐位训练

坐位训练适合更注重上肢训练的患者，以及站立训练感觉疼痛的患者。

训练1、2通过LD（背阔肌）和TR（斜方肌）螺旋肌肉链来稳定身体。肌肉链缩小身体围度并产生向上的力，可以治疗受损的椎间盘。

训练宜舒缓，并使用大约1千克力的力量（使用黑色弹力绳），重点在于准确地完成每个训练动作。

训练时患者应无疼痛感。如有疼痛感，减少用力并限制训练范围。如某一训练有疼痛出现，应跳过此训练，开始下一个训练，1周后再尝试该训练。

坐位，双臂向后牵拉。

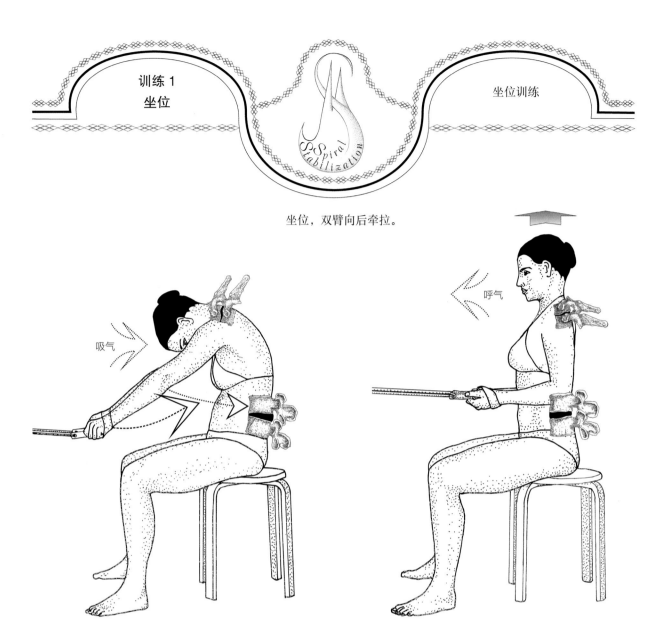

吸气

呼气

初始体位——训练的被动部分

　　◎ 放松坐位，面向弹力绳；
　　◎ 背部弓起（形似猫背）；
　　◎ 躯干以骨盆为基，即在前轴上；
　　◎ 胸部一定不要超出骨盆前方（胸骨在耻骨联合上方）；
　　◎ 双臂由弹力绳被动地拉向前方；
　　◎ 掌心向下；
　　◎ 身体背侧放松，即头颈的背侧、肩胛区、胸部和腰部放松；
　　◎ 此姿势下患者吸气。
　　脊柱被动地向前牵伸。
　　颈椎、腰椎背侧打开更大些，这样椎间盘前极可有轻微的压力。
　　初始体位由ES和QL垂直肌肉链稳定。

治疗过程——训练的主动部分

　　此训练由稳定臀部、端正骨盆和挺直腰椎前凸开始。
　　◎ 从骨盆向上到双肩胛骨中线平面（第5胸椎）依次固定躯干，逐步形成坐位平衡；
　　◎ 双肘水平向后牵伸至身体背部水平，不要超出；
　　◎ 手和前臂放松，前臂沿臂长轴旋转，这样在动作结束时掌心向上（旋后）；
　　◎ 双肩上部微微打开；
　　◎ 双肩胛骨下部靠近脊柱微微下沉；
　　◎ 头部保持在中轴位上，枕部向上抬起；
　　◎ 颈部完全放松；
　　◎ 此姿势下患者呼气至下腹部。
　　腰椎主动向上牵伸。
　　颈椎和腰椎节段打开。
　　训练的主动部分通过LD、TR螺旋肌肉链维持稳定。

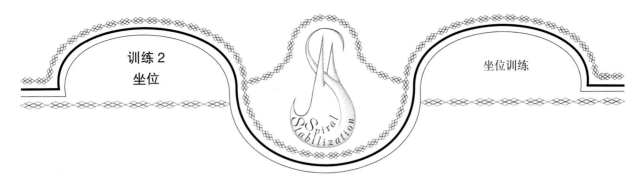

坐位，单臂侧向牵拉。

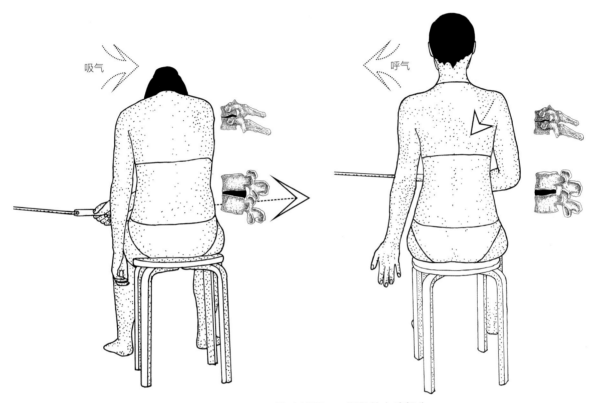

吸气

呼气

初始体位——训练的被动部分

　◎ 坐位放松，身体一侧朝向弹力绳；

　◎ 背部弓起（形似猫背）；

　◎ 身体重心落于骨盆；

　◎ 胸部一定不要超出骨盆前方（胸骨在耻骨联合上方）；

　◎ 右臂于身体前方由弹力绳被动牵拉，掌心朝向身体；

　◎ 身体背侧放松，即头颈背侧、肩胛区、胸部和腰部放松；

　◎ 此姿势下患者吸气。

　脊柱被动地向前牵伸并旋转。

　颈椎、腰椎背侧打开更大些，这样椎间盘前极可有轻微的压力。

　右臂向前运动，肩胛骨随臂在胸部滑动向前，二者存在相互作用；与此同时胸部旋转，棘突随着肩胛骨移动，脊柱形成功能性侧弯。

治疗过程——训练的主动部分

　此训练由稳定臀部、端正骨盆和挺直腰椎前凸开始。

　◎ 从骨盆向上到双肩胛骨中线的平面（第5胸椎）依次固定躯干，逐步形成坐位平衡；

　◎ 右肘沿水平线向后牵伸至躯干背侧平面，不要超出；

　◎ 右前臂沿臂长轴旋转，这样在动作结束时拇指向上（也可牵伸至掌心向上——旋后）；

　◎ 右侧肩胛骨向脊柱靠拢，并微微下沉，训练侧肩部要低于对侧；

　◎ 头部保持中轴位，枕部向上抬起；

　◎ 颈部完全放松；

　◎ 此姿势下患者呼气至下腹部。

　高阶动作：训练从腰部水平开始，每步动作抬高20cm，成扇形运动，直至上肢被牵伸向上。上肢在此位置向后移动，直到弹力绳移动到身体后方。肘部朝身体弯曲，肩胛骨朝着脊柱方向被有力地向后下牵拉。此操作可强化牵伸锁骨下至上胸部的区域。在此体位下，可进一步旋转躯干，动员胸部和胸椎、颈椎。

　脊柱主动向上牵伸，颈椎、腰椎节段打开。脊柱在中轴上被矫正——脊柱共轴。如果继续向后动作，脊柱发生侧弯——脊柱松解。训练的主动部分由LD、TR螺旋肌肉链维持稳定。

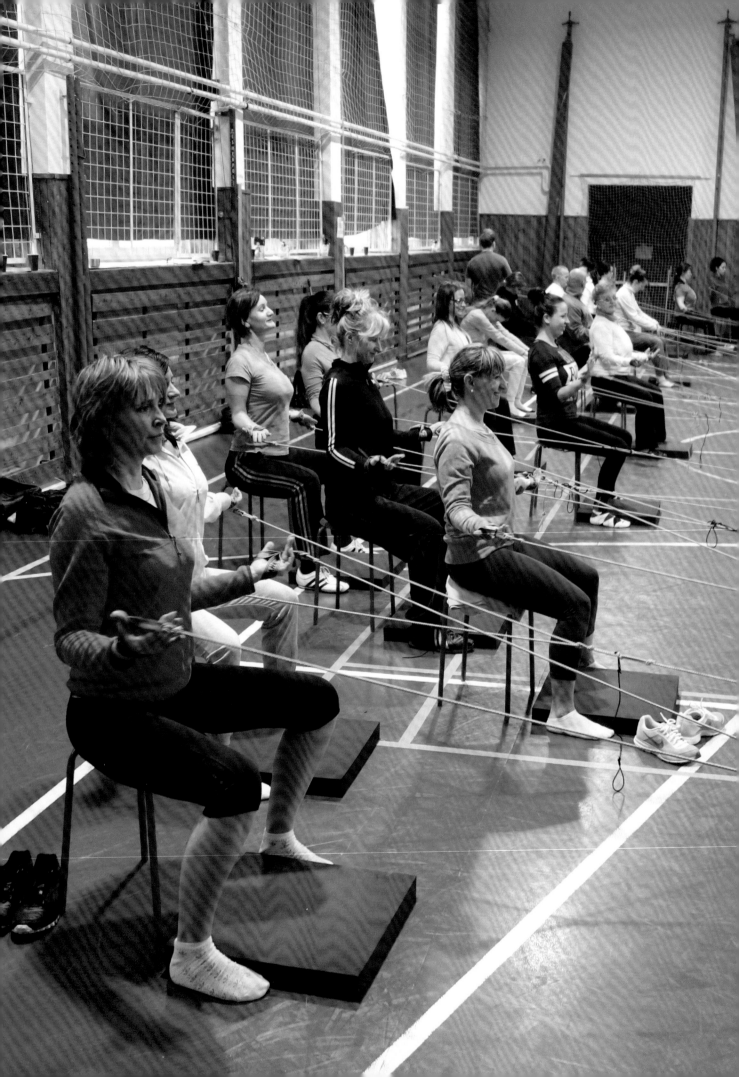

坐位训练

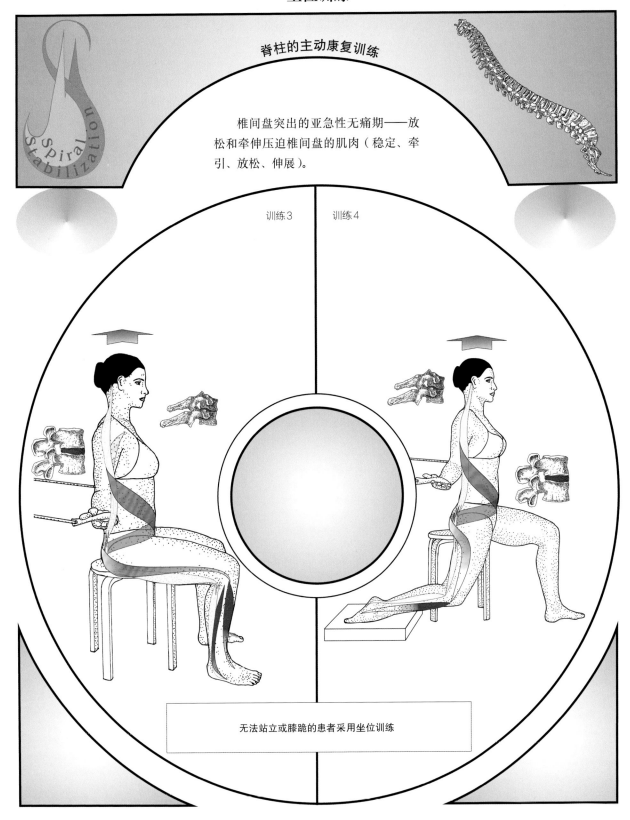

脊柱的主动康复训练

椎间盘突出的亚急性无痛期——放松和牵伸压迫椎间盘的肌肉（稳定、牵引、放松、伸展）。

训练3　　训练4

无法站立或膝跪的患者采用坐位训练

训练3、4通过LD（背阔肌）和TR（斜方肌）螺旋肌肉链稳定身体。
保持身体螺旋稳定，牵伸肩带和盆带前群肌。
训练应慢速轻力。
在训练3中，上肢逐渐打开，注意不要后倾。
在训练4中，处于膝跪位的膝部先位于身体轴线上，之后后移一步，再逐渐加大距离。

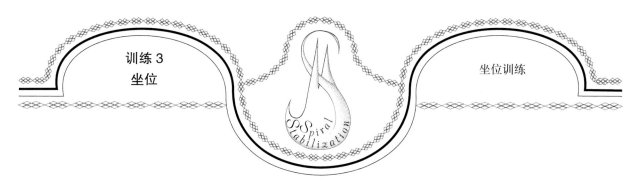

坐位，双臂向后打开，双肩胛骨相互靠拢。

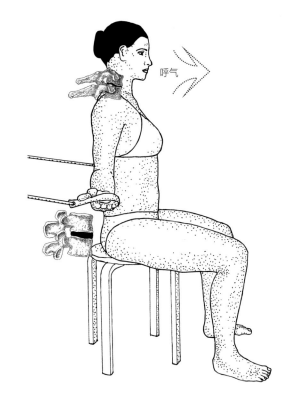

呼气

吸气

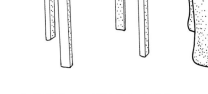

治疗过程——训练的主动部分

此训练由稳定臀部、端正骨盆和挺直腰椎前凸开始。

◎ 从骨盆向上到双肩胛骨中线的平面（第5胸椎）依次固定躯干，逐步形成坐位平衡；

◎ 前臂沿肱骨的轴线在水平线上向外向后旋转；

◎ 掌心向上（旋后），食指轻微抬起，这样弹力绳可以保持在拇指和食指之间；

◎ 双肩胛骨靠拢并微微下沉；

◎ 上胸部打开，下肋部向下拉，这样会使呼气更加顺畅；

◎ 双肘向后运动但不要超出身体平面，动作最后双肘会相向拉紧；

◎ 头部保持在中轴位上，枕部向上抬起；

◎ 颈部完全放松；

◎ 此姿势下患者呼气至下腹部。

这个练习可在不同阶段重复，抬升双臂直到向上牵拉，下降双臂直到向下牵拉。在手向下时，外旋（掌心转离身体，拇指向后）。

脊柱由LD、TR螺旋肌肉链主动地牵引向上。

颈椎、腰椎节段打开。

初始体位——训练的主动部分

◎ 坐位，背对弹力绳；

◎ 背部弓起（形似猫背），胸部蜷成球状；

◎ 胸部一定不要超出骨盆前方（胸骨在耻骨联合上方）；

◎ 双臂身前交叉；

◎ 掌心朝向身体；

◎ 整个身体背部放松，即头颈背侧、肩胛区、胸部和腰部放松；

◎ 此姿势下患者吸气。

脊柱被PM螺旋肌肉链向上牵伸。

颈椎、腰椎节段在背侧向上打开更大些，此时椎间盘的前后极会有向上的压力。

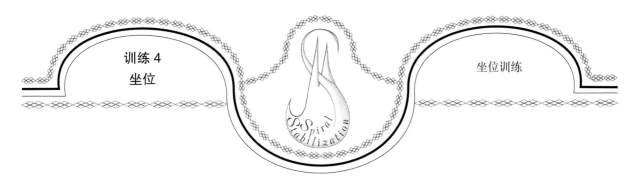

坐位，一条腿在后，向后打开双臂，双肩胛骨靠拢并向前推骨盆。

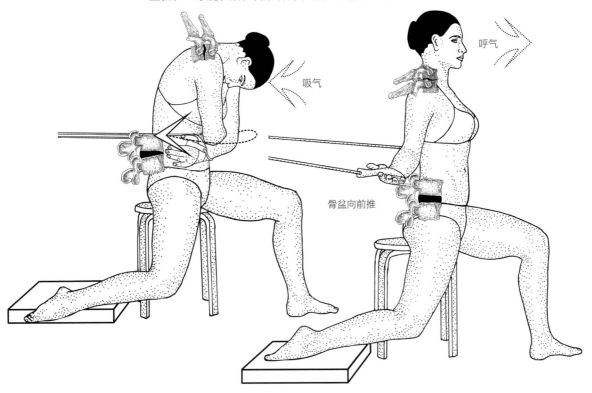

吸气

呼气

骨盆向前推

初始体位——训练的被动部分

◎ 患者坐位，背对弹力绳；

◎ 背部蜷成猫背状（长的、放松的后凸弯曲）；

◎ 胸部一定不要超出骨盆前方（胸骨在耻骨联合上方）；

◎ 双臂身前交叉；

◎ 左腿向前，屈膝；

◎ 右腿膝跪位，向后牵伸，并轻放在垫子上；

◎ 整个背部放松，即腰部、肩胛区和头颈的背侧放松；

◎ 此姿势下患者吸气。

初始体位由 PM 螺旋肌肉链稳定。

颈椎、腰椎在背侧打开更大些，此时椎间盘的前后极会有向上的压力。

治疗过程——训练的主动部分

此训练由稳定臀部、端正骨盆开始。一定要注意，脊柱要缓慢地挺直，不能加大腰椎前凸。逐渐形成坐位平衡，从骨盆向上稳定躯干。双臂缓慢打开外旋，前臂在肘的高度沿上臂（肱骨）轴线水平外旋，手向后拉。双肘向后靠拢，但不要超出身体平面。手掌转而向上（旋后），食指微微抬起，弹力绳可保持在食指和拇指之间。上胸部打开，下肋部保持向下牵拉。

头部保持在中轴位上，枕部抬起，颈部完全放松。腿后部臀肌用力将骨盆推向前方，这样髋部屈肌会集中牵伸。

此阶段患者呼气至下腹部。

主动体位由 LD、TR 螺旋肌肉链稳定。

脊柱主动地向上牵伸。

患者回到初始体位，头枕部逐渐抬高，一个椎体接着一个椎体地屈颈，含胸，胸骨向下朝耻骨联合牵伸。要注意的是，胸部中心应该向后移动，而不是向前，这样可以保持在前轴上运动。双臂逐渐下垂至身体两侧。

双腿交替，重复相同训练。

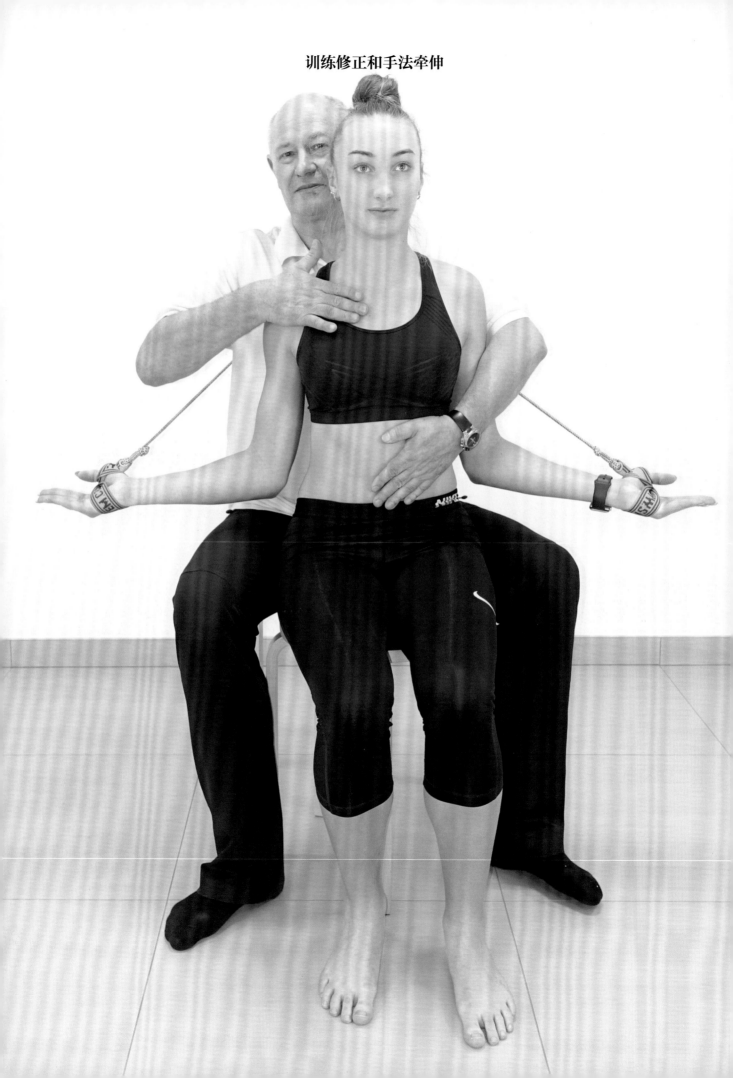

坐位训练

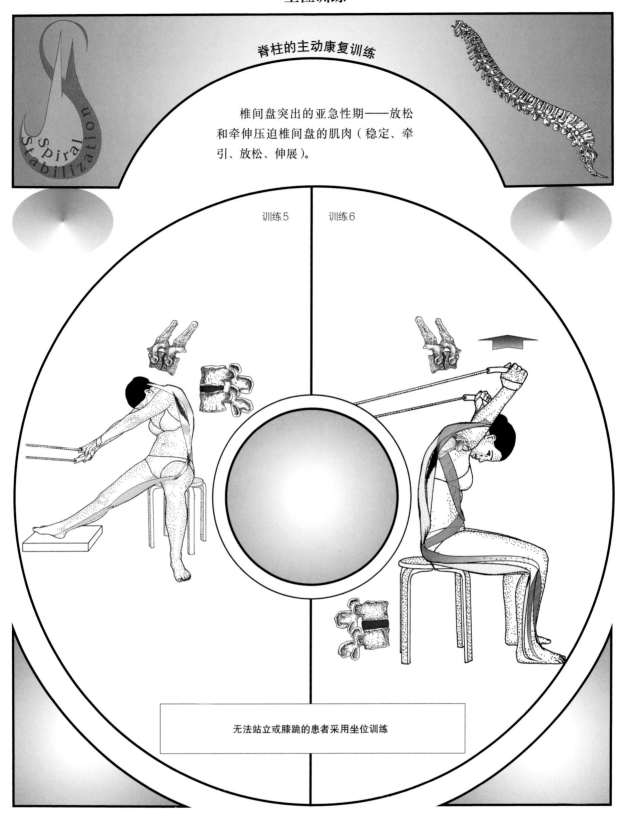

脊柱的主动康复训练

椎间盘突出的亚急性期——放松和牵伸压迫椎间盘的肌肉（稳定、牵引、放松、伸展）。

训练5　　训练6

无法站立或膝跪的患者采用坐位训练

训练5和训练1一样，要求具有协调性，并且牵伸背部肌肉。

训练6由SA螺旋肌肉链稳定身体，它非常有效地向上牵伸脊柱，同时牵伸背肌。如果背肌很短，那么运动的程度就有限，需要谨慎地牵伸；如果肩关节活动障碍，那么训练要在屈肘情况下进行，无须抬起手臂。

训练应舒缓进行，并且用力较小。

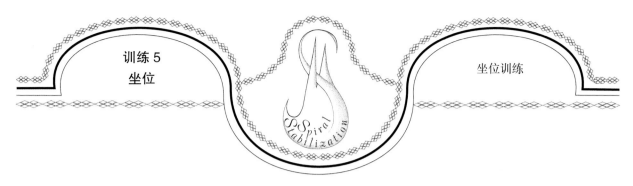
坐位，向前弓起身体来牵伸背部，双臂向后拉。

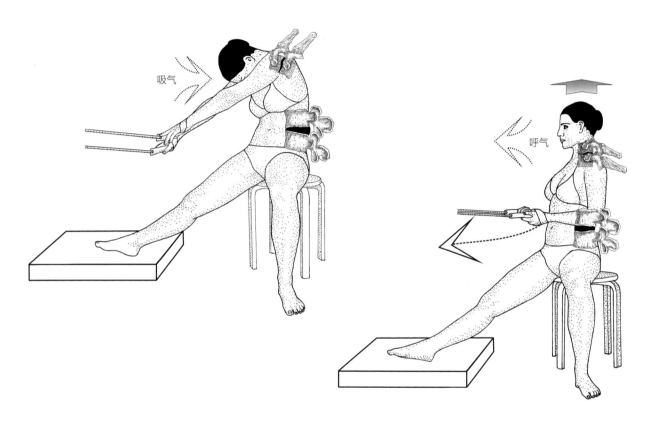

吸气

呼气

初始体位——训练的被动部分

　　◎ 患者坐位，面向弹力绳；

　　◎ 右腿前伸，膝关节伸直，足尖向前下伸直；

　　◎ 左腿在后，屈膝，与右腿形成直角；

　　◎ 通过弹力绳的力量，双臂被动向前牵伸；

　　◎ 胸部形成长的后凸弯曲（形似猫背）；

　　◎ 头部由颈部韧带被动悬吊；

　　◎ 此姿势下患者吸气。

　　这个训练牵伸背肌和大腿后肌群。

　　动作变化1：双臂朝前伸腿方向牵伸。这个动作重点牵伸大腿后肌群。

　　动作变化2：双臂朝地面垂直牵伸。这个动作重点牵伸下腰部。

　　这个训练由ES和QL垂直肌肉链稳定。

治疗过程——训练的主动部分

　　此训练由稳定臀部、端正骨盆和挺直腰椎开始。

　　◎ 逐渐形成坐位平衡，从骨盆向上固定躯干；

　　◎ 双肩胛骨向后向下牵伸，肘接近身体平面，但不要超过；

　　◎ 头部保持在中轴位上，枕部向上抬起，颈部完全放松；

　　◎ 双臂外旋张开，掌心向上，肘部保持紧贴身体；

　　◎ 此姿势下患者呼气。

　　主动体位由LD和TR螺旋肌肉链稳定。

　　脊柱主动向上牵伸。

治疗过程——回到训练的被动部分

　　患者坐位，头枕部逐渐抬高，一个椎体接着一个椎体地屈颈，胸椎、腰椎弯成弓形。整个背部放松，即腰部、肩胛区和头颈的背侧放松。

　　这个位置由ES和QL垂直肌肉链来稳定。

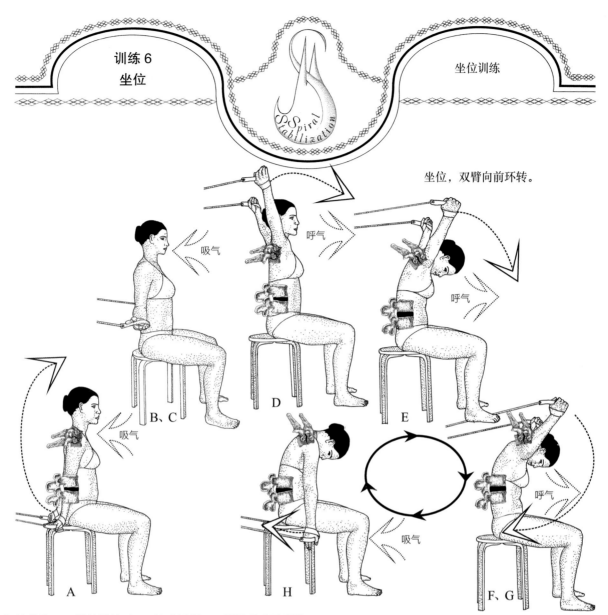

坐位，双臂向前环转。

初始体位——训练的被动部分

◎ 患者坐位，背对弹力绳；

◎ 在后轴线上伸直背部；

◎ 沿着身体牵伸双臂，手掌向外翻转，拇指指向后；

◎ 整个背部是放松的，即头颈背侧、肩胛区、胸部和腰部放松；

◎ 此姿势下患者吸气。

腰椎和颈椎被伸直，因重力轻微压缩。

初始体位是由ES和QL垂直肌肉链来稳定的。

治疗过程——训练的主动部分

本训练中，双臂于身体两侧距肩大约30cm处做大环转运动。

步骤A——此训练由稳定臀部、端正骨盆和挺直腰椎前凸开始。从骨盆向上到双肩胛骨中线的平面（第5胸椎）固定躯干，逐渐形成坐位平衡。头部保持在中轴位上，枕部向上抬起。

步骤B——前臂抬至肘的高度，沿上臂（肱骨）轴线水平外旋，手臂向后拉，双肘向后靠拢，但不要超过身体平面。手掌转而向上（旋后），食指微微抬起，这样弹力绳就可保持在食指与拇指之间。上胸部打开，下肋部保持向下牵拉。头部保持在中轴位上，枕部向上抬起，颈部完全放松。患者持续吸气。

步骤C——双臂继续向上，同时肩关节持续向后牵伸。

步骤D——当双臂向上牵伸至轻微形成V字形时结束，此时患者停止吸气。

随着轻微的呼气（大约20%肺活量），双肩胛骨向下向后牵伸，颈部放松。

在步骤B、C、D中，由LD和TR螺旋肌肉链稳定体位。

步骤E——颈后用力牵伸，从头开始，一个椎体接着一个椎体地屈颈，下巴移向胸骨。患者持续呼气。

步骤F——继续屈曲脊柱，胸骨向下朝耻骨联合牵伸。

步骤G——屈曲脊柱到腰椎部达到最大，形成最大的后凸。骨盆保持稳定，臀大肌紧张。要注意的是，胸部中心应该向后移动，而不是向前，这样可以保持在前轴上运动。此时患者停止呼气。

在位置E、F和G中，脊柱主动被SA螺旋肌肉链向上向前牵伸。

颈椎、腰椎椎间盘前后极打开。

步骤H——坐位放松，所有肌肉包括臀大肌放松。

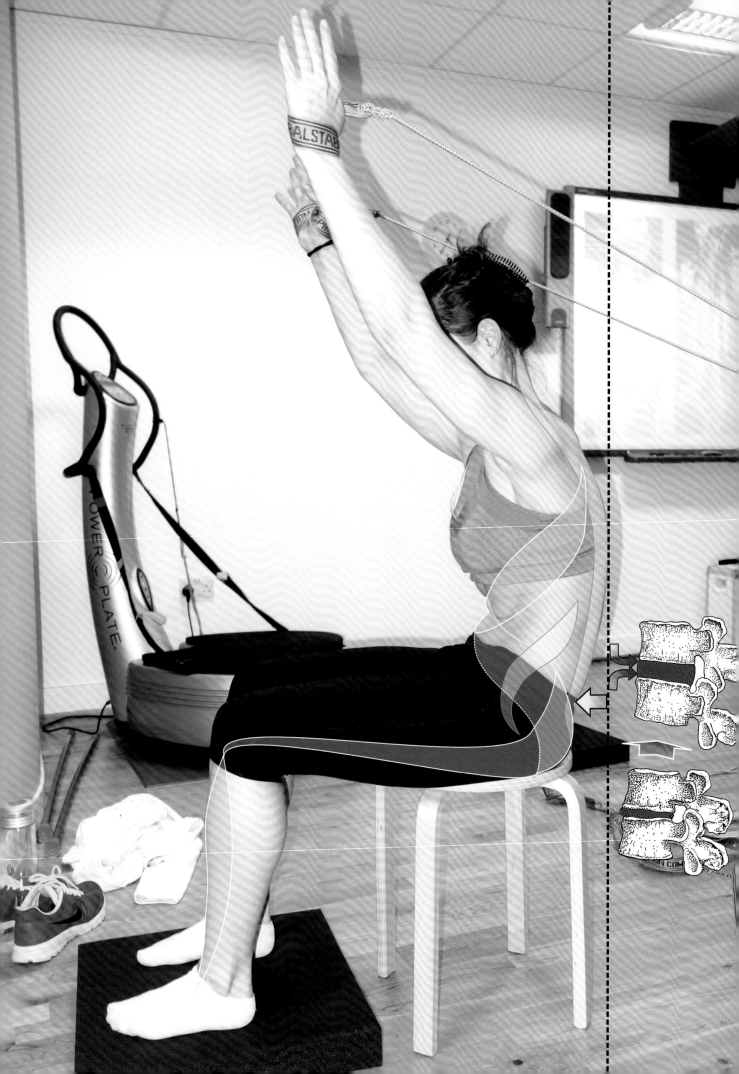

高阶训练（双呼气）

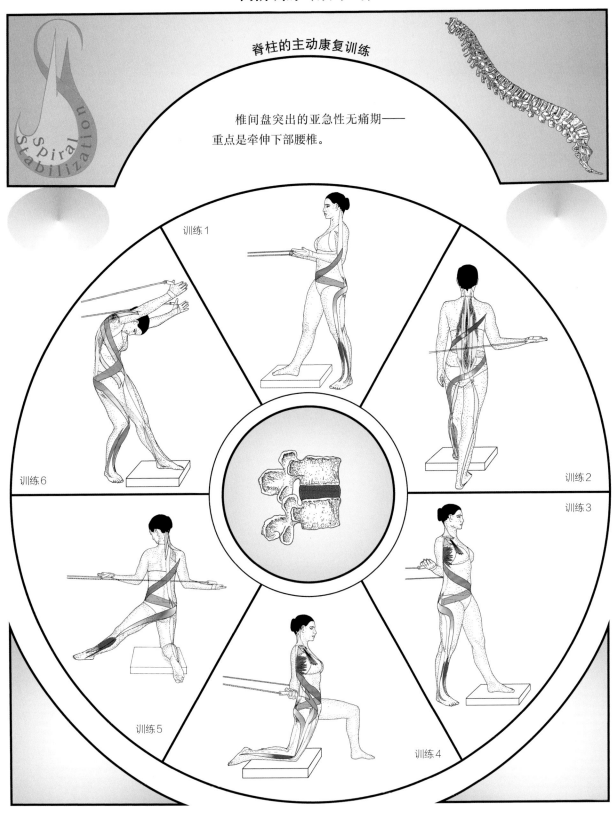

脊柱的主动康复训练

椎间盘突出的亚急性无痛期——
重点是牵伸下部腰椎。

训练1
训练2
训练3
训练4
训练5
训练6

　　训练1~5在双臂向后运动时，通过LD（背阔肌）和TR（斜方肌）螺旋肌肉链稳定身体。当双臂从身体前方交叉时，由PM（腰大肌）和SA（前锯肌）肌肉链来稳定身体。在这两种运动的最终体位上，肌肉链通过收缩身体围度产生向上的力，以治疗受损的椎间盘。

　　训练应该缓慢进行，使用较小的力量，要注重每个动作的精确性。

　　呼气增强了腹部斜肌的收缩。

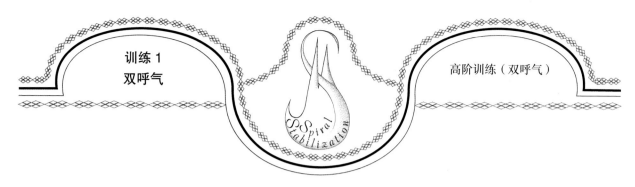
后腿站立，另一条腿向前踏在垫子上，双臂向后拉，在两个体位结束时均呼气。

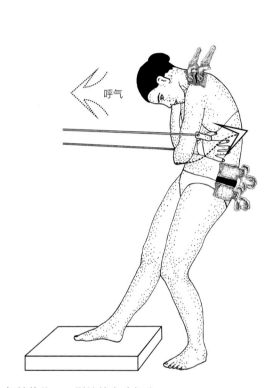

呼气

吸气

呼气

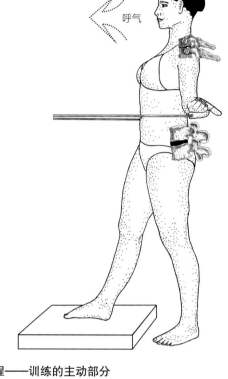

初始体位——训练的主动部分

◎ 患者主动站立位，面向弹力绳；

◎ 右腿向前伸展，踏在垫上（膝关节伸直，不要弯曲）；

◎ 左腿弯曲；

◎ 背部弓起（形似猫背），患者尽量通过支撑骨盆来最大限度地展开下腰椎；

◎ 背部中心要比骨盆更向后（背部向后推，骨盆向前推）；

◎ 垫子加深了脊柱后凸曲线，并且提高了对背部肌肉的牵伸；

◎ 躯干以骨盆为基，即在前轴上；

◎ 胸部不能比骨盆更向前，这一点很重要（胸骨位于耻骨联合的上方）；

◎ 双臂交叉，主动拉绳；

◎ 掌心面对身体；

◎ 整个背部放松，即头颈的背侧、肩胛区、胸部和腰部放松；

◎ 主动体位下患者呼气。

脊柱主动牵伸，由PM螺旋肌肉链稳定体位。腰椎和颈椎的节段向上打开，背侧打开得更大。

治疗过程——训练的主动部分

此训练由稳定臀部、端正骨盆和挺直腰椎前凸开始。

◎ 患者吸气；

◎ 保持右腿牵伸状态，牵拉左腿；

◎ 重心落于左腿；

◎ 逐渐形成平衡站位，从骨盆向上到双肩胛骨中线的平面（第5胸椎）固定躯干；

◎ 双肘水平后拉至躯干背侧平面，不要超过；

◎ 手和前臂放松；

◎ 前臂沿手臂的长轴旋转，这样动作结束时掌心向上（旋后），然后双臂进一步向外伸展；

◎ 双肩上部轻微打开；

◎ 双肩胛骨下部向脊柱靠拢并轻微下沉；

◎ 头部保持在中轴位上，枕部抬高；

◎ 颈部完全放松；

◎ 主动体位结束时，患者呼气到达下腹部。

腰椎主动向上牵伸，通过LD和TR螺旋肌肉链来稳定。

腰椎和颈椎向上打开。

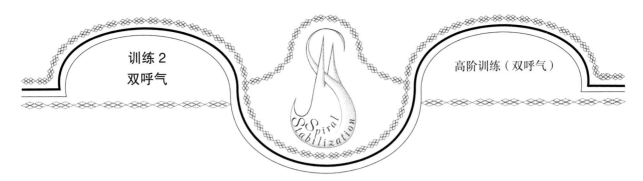

后腿站立，前腿向前踏在垫子上，单臂向侧方拉，在两个体位结束时均呼气。

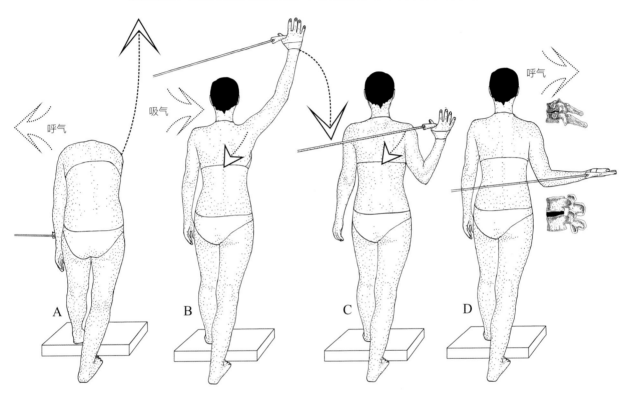

A　　　　　B　　　　　C　　　　　D

初始体位——训练的主动部分（步骤A）

◎ 身体一侧朝向弹力绳，放松站立；

◎ 左腿前伸，踏于垫子上（膝关节伸直，不要弯曲）；

◎ 右腿弯曲；

◎ 背部弓起（形似猫背）；

◎ 背部中心比骨盆更靠后（背部推向后方，骨盆推向前方）；

◎ 躯干以骨盆为基；

◎ 胸部一定不要超出骨盆前方（胸骨在耻骨联合上方）；

◎ 右臂斜拉至躯干前方，掌心朝向身体；

◎ 整个身体背部放松，即头颈的背侧、肩胛区、胸部和腰部放松；

◎ 主动体位下患者呼气。

脊柱主动地向前牵伸和旋转。

颈椎、腰椎背侧打开的幅度更大。

初始体位由PM螺旋肌肉链实现稳定。

治疗过程——训练的主动部分

步骤B——此训练由稳定臀部、端正骨盆和挺直腰椎前凸开始。

◎ 患者吸气；

◎ 双腿伸直；

◎ 逐步形成站立位平衡，从骨盆向上到双肩胛骨中线的平面（第5胸椎）固定躯干；

◎ 右肘后拉并抬高，直到手臂向上伸展。

步骤C——继续向后运动，弹力绳拉到身体的后方；肘部弯曲，肩胛骨强烈向后下拉并向脊柱靠拢；掌心向前，拇指向上，这样可以强烈地牵伸锁骨下至上胸部的区域。

步骤D——右前臂水平位伸直，沿手臂的长轴旋转，这样动作结束时掌心向上，拇指向后（旋后）。

◎ 右肩胛骨向脊柱靠拢并轻微下沉；

◎ 训练侧的肩较对侧下沉；

◎ 头部保持在中轴位上，枕部抬高；

◎ 颈部完全放松；

◎ 主动体位下患者呼气至下腹部。

脊柱主动地向上牵伸，由LD、TR螺旋肌肉链实现稳定。

颈椎、腰椎打开，脊柱在中轴上伸直。

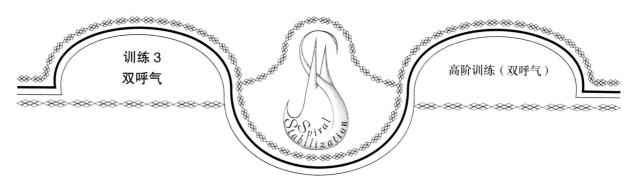
后腿站立，前腿踏在垫子上，双臂向后方张开，拉动双侧肩胛骨相互靠近，在两个体位结束时均呼气。

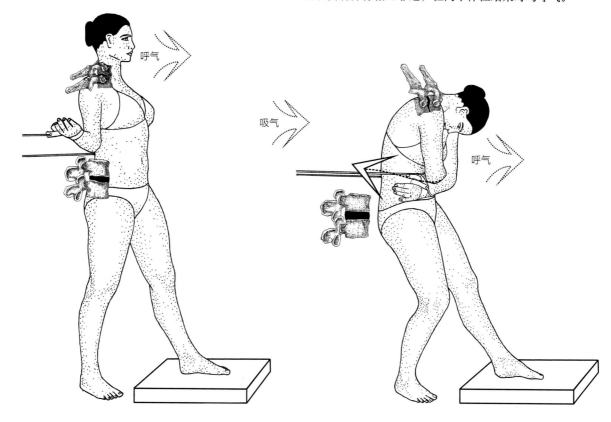

呼气

吸气

呼气

治疗过程——训练的主动部分

此训练由稳定臀部、端正骨盆和挺直腰椎前凸开始。
◎ 患者吸气；
◎ 双腿伸直；
◎ 逐步形成站立位平衡，从骨盆向上到双肩胛骨中线的平面（第5胸椎）依次固定躯干；
◎ 前臂沿上臂（肱骨）的轴线在水平线上向外向后旋转；
◎ 掌心向上（旋后），食指轻微抬起，这样弹力绳可以保持在拇指和食指之间；
◎ 双肩胛骨靠拢并微微下沉；
◎ 上胸部打开，下肋部向下拉，这样会使呼气更加顺畅；
◎ 双肘向后运动但不要超出身体平面，动作最后双肘会相向拉紧；
◎ 头部保持在中轴位上，枕部向上抬起；
◎ 颈部完全放松；
◎ 此姿势下患者呼气至下腹部。

脊柱由LD、TR螺旋肌肉链主动向上牵伸并稳定。
腰椎、颈椎节段向上打开。

初始体位——训练的主动部分

◎ 患者背对弹力绳站立；
◎ 左腿前伸踏在垫子上（膝关节伸直，不要弯曲）；
◎ 右腿屈膝；
◎ 弓背（形似猫背）；
◎ 背部中心要比骨盆更向后（背部推向后，骨盆推向前）；
◎ 胸部一定不要超出骨盆前方（胸骨位于耻骨联合上方）；
◎ 双臂在身前交叉；
◎ 掌心朝向身体；
◎ 整个背部放松，包括头颈背侧、肩胛区、胸部及腰部；
◎ 在此体位下患者呼气。

脊柱被PM螺旋肌肉链主动向上牵伸并稳定。
颈椎与腰椎在背侧打开更大，此时椎间盘的前后极有向上的压力。

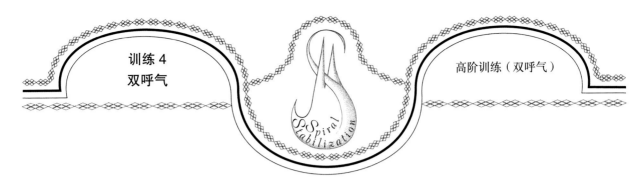
后腿膝跪位，前腿向前伸展，手臂向后方张开，双侧肩胛骨相互靠拢，骨盆向前推，在两个体位结束时均呼气。

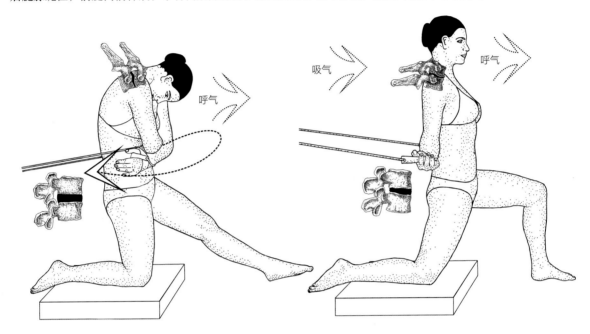

初始体位——训练的主动部分

◎ 患者右膝跪位，背向抓握弹力绳；

◎ 患者背部呈现猫背状（较长的、放松的后凸弯曲）；

◎ 胸部一定不能比骨盆更向前（胸骨位于耻骨联合的上方）；

◎ 双臂在身前交叉；

◎ 左腿向前伸展；

◎ 右腿直立；

◎ 整个背部放松，即腰、肩胛区、头颈后部都是放松的；

◎ 在此体位下患者呼气。

初始体位由 PM 螺旋肌肉链提供稳定。

腰椎段和颈椎段背侧向上打开更大，此时椎间盘的前后极会有向上的压力。

治疗过程——训练的主动部分

此训练由稳定右臀部、端正骨盆开始。一定要注意，脊柱要缓慢地挺直，不能加大腰椎前凸。患者吸气。从骨盆向上稳定躯干，逐渐做出躯干挺直的膝跪位。双臂缓慢打开外旋，前臂保持在肘关节高度沿上臂（肱骨）轴线水平外旋，手向后拉。双肘向后靠拢，但不要超出身体平面。手掌转而向上（旋后），食指轻微抬起，以保证弹力绳在食指和拇指之间。上胸部打开，下肋部保持向下牵拉。

头部保持在中轴位上，枕部抬起，颈部完全放松。腿后部臀肌用力将骨盆推向前方，这样可以集中牵伸髋部屈肌。

此阶段患者呼气至下腹部。

最终体位由 LD、TR 螺旋肌肉链稳定。

脊柱主动地向上牵伸。

患者回到初始体位，头枕部逐渐抬高，一个椎体接着一个椎体地屈颈，含胸，胸骨向下朝耻骨联合牵伸。要注意的是，胸部中心应该向后移动，而不是向前，这样可以保持在前轴上运动。患者吸气，双臂主动交叉。

双腿交替，重复相同训练。

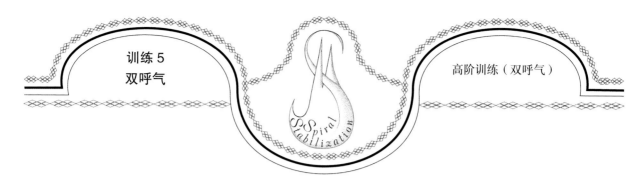
膝跪位，双臂向后拉，向后牵伸弹力绳越过头部，再向前牵伸，在两个体位结束时均呼气。

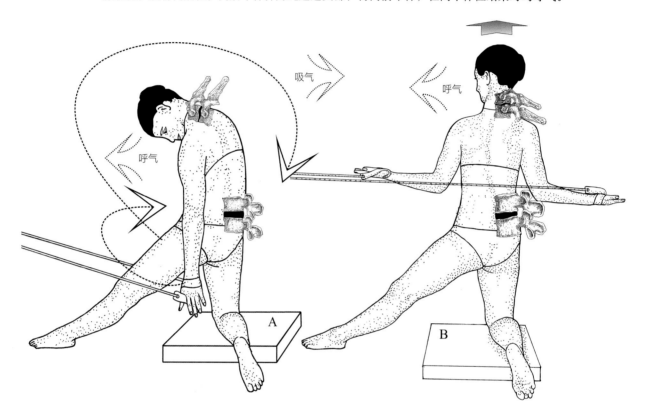

初始体位——训练的主动部分

　　◎ 患者膝跪位，面向弹力绳；

　　◎ 左腿沿着弹力绳方向向前伸直，脚尖向前下伸展；

　　◎ 右腿在后面，屈膝与左腿形成直角，维持训练稳定；

　　◎ 手臂向屈膝腿牵伸；

　　◎ 胸部形成长的后凸弯曲（形似猫背），头部由颈部韧带被动悬吊；

　　◎ 在初始体位下，患者呼气。

这个训练牵伸椎旁肌，重点牵伸下腰部。
初始体位由 ES 和 QL 垂直肌肉链稳定。

治疗过程——训练的主动部分

　　此训练由稳定臀部、端正骨盆和挺直腰椎开始。

　　◎ 患者吸气；

　　◎ 从骨盆向上固定躯干，逐渐形成跪位平衡；

　　◎ 双肩胛骨向后向下牵伸，弹力绳拉过头顶，肘接近身体平面，但不要超过；

　　◎ 头部保持在中轴位上，枕部向上抬起，颈部完全放松；

　　◎ 头转向弹力绳固定方向，双手外旋张开，掌心向上，肘部保持紧贴身体；

　　◎ 在主动体位下，患者呼气。

主动体位由 LD 和 TR 螺旋肌肉链维持稳定。
脊柱主动地向上牵伸。

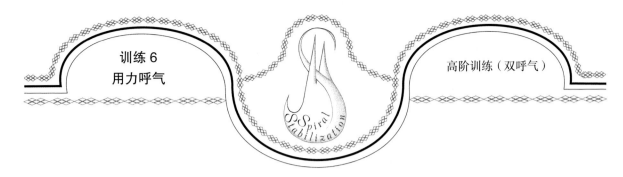

后腿站立，前腿向前踏于垫上，双臂向前环转，强调呼气至下腹部。

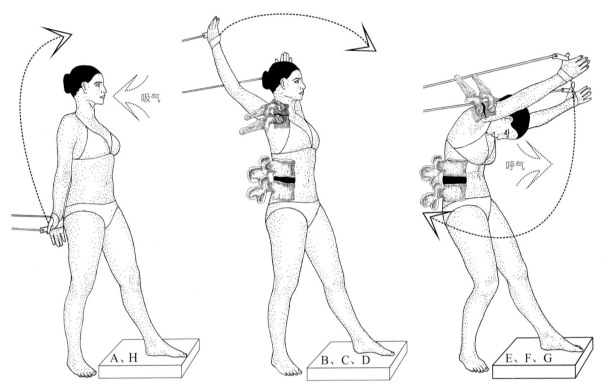

吸气

呼气

A、H

B、C、D

E、F、G

初始体位——训练的被动部分

　　◎ 患者站位，背对弹力绳；
　　◎ 牵伸双腿，后腿承重；
　　◎ 背部在后轴上挺直；
　　◎ 双臂沿身体伸展，手掌旋外，拇指指向后方；
　　◎ 背部整体放松，即头颈的背侧、肩胛区、胸部和腰部放松；
　　◎ 在初始体位下患者呼气。

　　伸直腰椎和颈椎，因重力会有轻微压缩。
　　初始体位由ES和QL垂直肌肉链来稳定。

治疗过程——训练的主动部分

　　在这个训练中，患者手臂在体侧距离肩部30cm的位置进行大环转运动。
　　步骤A——此训练由稳定臀部、端正骨盆和挺直腰椎前凸开始。从骨盆向上到双肩胛骨中线的平面（第5胸椎）固定躯干，逐渐形成站立位平衡。头部保持在中轴位上，枕部向上抬起。
　　步骤B——前臂抬至肘的高度，沿上臂（肱骨）轴线水平外旋，手臂向后拉，双肘向后靠拢，但不要超过身体平面。手掌转而向上（旋后），食指微微抬起，这样绳子就可保持在食指与拇指之间。上胸部打开，下肋部保持向下牵拉。头部保持在中轴位上，枕部向上抬起，颈部完全放松。患者持续呼气。
　　步骤C——双臂继续向上，同时肩关节持续向后牵伸。
　　步骤D——当双臂向上牵伸至轻微形成V字形时结束，此时患者停止吸气。随着轻微的呼气（大约20%肺活量），双肩胛骨向下向后牵伸，颈部放松。
　　在步骤B、C、D中，由LD和TR螺旋肌肉链稳定体位。
　　步骤E——颈后用力牵伸，从头开始，一个椎体接着一个椎体地屈颈，下巴移向胸骨。患者持续呼气。
　　步骤F——继续屈曲脊柱，胸骨向下朝耻骨联合牵伸。
　　步骤G——屈曲脊柱到腰椎部达到最大，形成最大的后凸。骨盆保持稳定，臀大肌紧张。要注意的是，胸部中心应该向后移动，而不是向前，这样可以保持在前轴上运动。此时患者用力呼气。
　　在位置E、F和G中，脊柱被SA螺旋肌肉链主动向上向前牵伸。
　　颈椎、腰椎椎间盘前后极打开。
　　步骤H——放松站立，所有肌肉包括臀大肌放松。

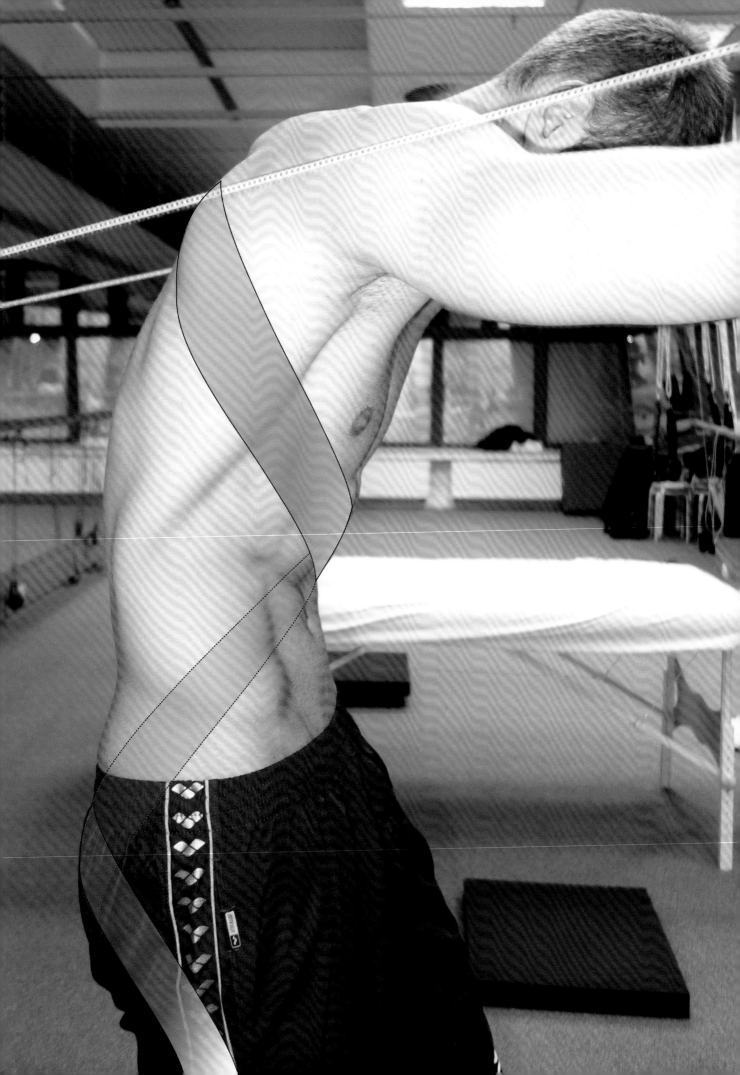

牵伸训练

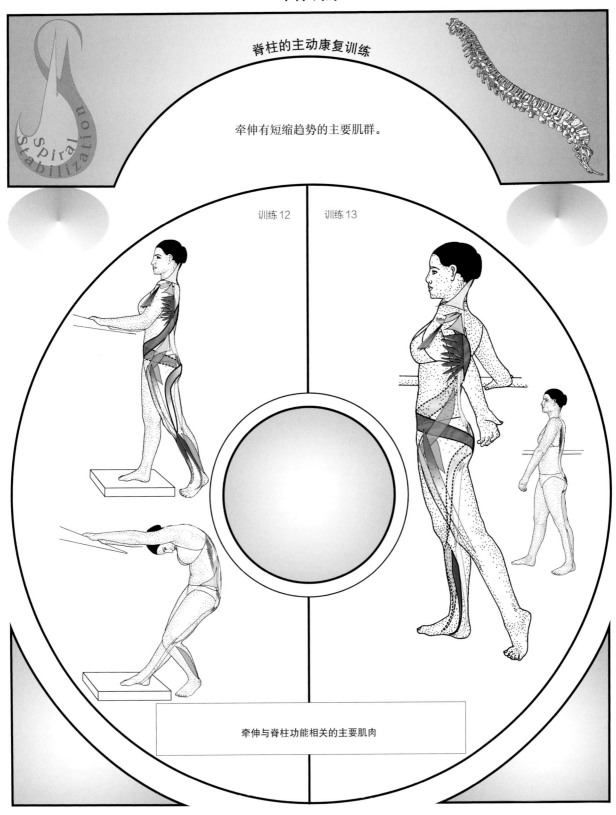

脊柱的主动康复训练

牵伸有短缩趋势的主要肌群。

训练12   训练13

牵伸与脊柱功能相关的主要肌肉

　　训练12和训练13是通过LD（背阔肌）和TR（斜方肌）螺旋肌肉链来稳定身体的。这些训练练习了步态协调，牵伸了与脊柱功能相关的肌肉。肩带的下列肌肉被牵伸：锁骨下肌、胸小肌和前锯肌，盆带的下列肌肉被牵伸：髂腰肌、股直肌、阔筋膜张肌、耻骨肌、短收肌、长收肌、臀中肌前部，躯干的竖脊肌被牵伸。

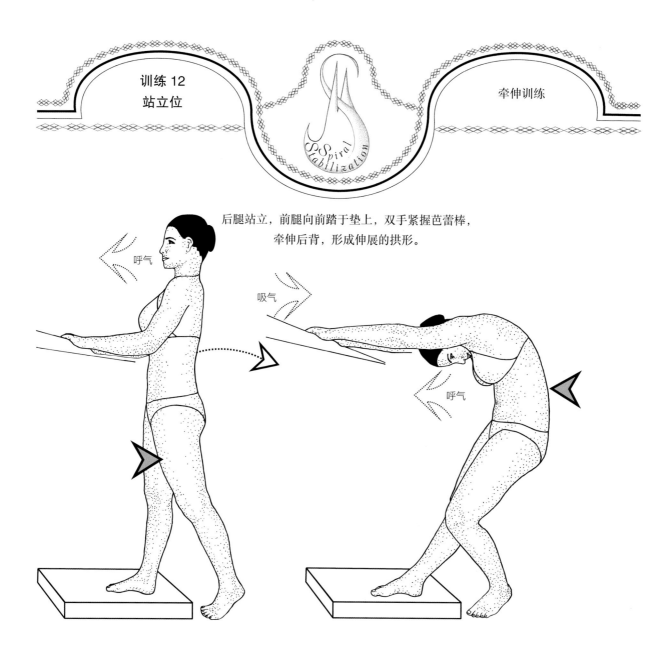

后腿站立，前腿向前踏于垫上，双手紧握芭蕾棒，
牵伸后背，形成伸展的拱形。

初始体位——训练的主动部分

右足站在垫上，重心转移向右腿。左腿稍放松，轻微伸展髋关节。脊柱挺直，避免脊柱前凸。双手在身体前方握住芭蕾棒，背部在后轴上伸直。向后下方拉肩胛骨，主动收缩臀大肌，骨盆直立。这个位置患者呼气，然后吸气。在训练的第2个部分，患者再呼气。

在训练的主动部分，盆带前面的肌肉被牵伸：

◎ 髂腰肌；

◎ 臀中肌；

◎ 阔筋膜张肌；

◎ 股直肌。

在肩带前面的肌肉中，只有部分被牵伸：

◎ 锁骨下肌；

◎ 胸小肌；

◎ 胸大肌；

◎ 前锯肌。

治疗过程——训练的被动部分

身体重心转移到后腿（左腿），然后屈膝。右腿向前伸展，踏于垫上。胸部向后移动，骨盆保持向前，背部形成较长的后凸曲线。在主动体位下，患者呼气至下腹部。这个训练是为高阶训练做准备的。

结束体位时被牵伸的背肌是：

◎ 竖脊肌；

◎ 腰方肌。

被牵伸的伸展腿后部肌肉：

◎ 股二头肌；

◎ 半膜肌；

◎ 半腱肌；

◎ 大收肌。

被牵伸的屈侧腿肌肉：比目鱼肌。

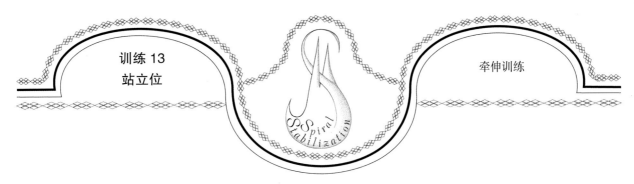

双腿站立，一手紧握芭蕾棒，身体重心前移到支撑腿。

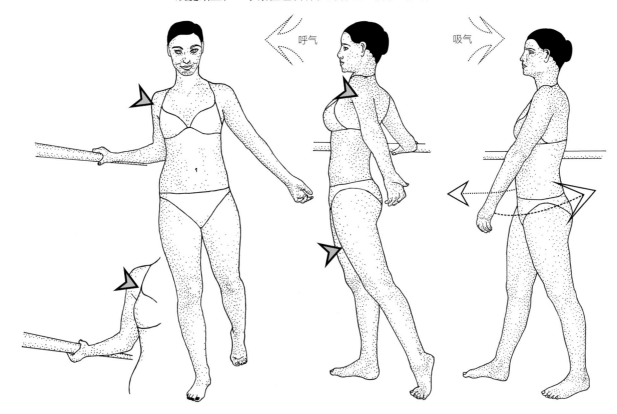

呼气　　　吸气

治疗过程——训练的主动部分

身体向前移动，重心转移到伸展的右腿（支撑腿）上。臀部紧张，骨盆直立，背部在后轴上伸直。在主动体位下，患者呼气至下腹部，提高腹部稳定性。肩胛骨向后下方拉，靠近脊柱。

这项训练是为锻炼患者的协调和稳定步态做准备的。

在训练的主动部分，盆带前面的肌肉被牵伸：

◎ 髂腰肌；

◎ 臀中肌；

◎ 阔筋膜张肌；

◎ 股直肌；

◎ 短收肌、长收肌；

◎ 耻骨肌。

被牵伸的肩带前面的肌肉：

◎ 锁骨下肌；

◎ 胸小肌；

◎ 胸大肌；

◎ 前锯肌。

如果用低手握棒方法重复这项训练，对肩胛下肌牵伸较好。

初始体位——训练的被动部分

◎ 患者右腿向前，放松站立；

◎ 右手握住芭蕾棒（在肘关节水平高度）；

◎ 屈肘成直角；

◎ 背部放松；

◎ 患者吸气。

第四章
静息位和运动位的肌肉检查

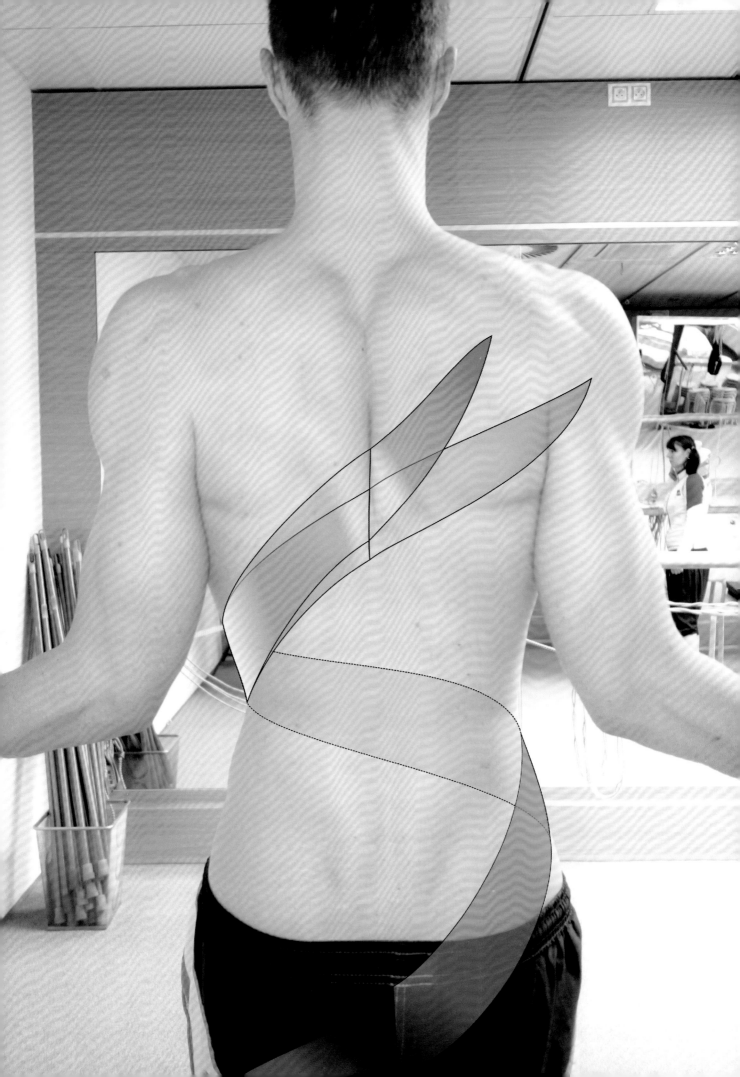

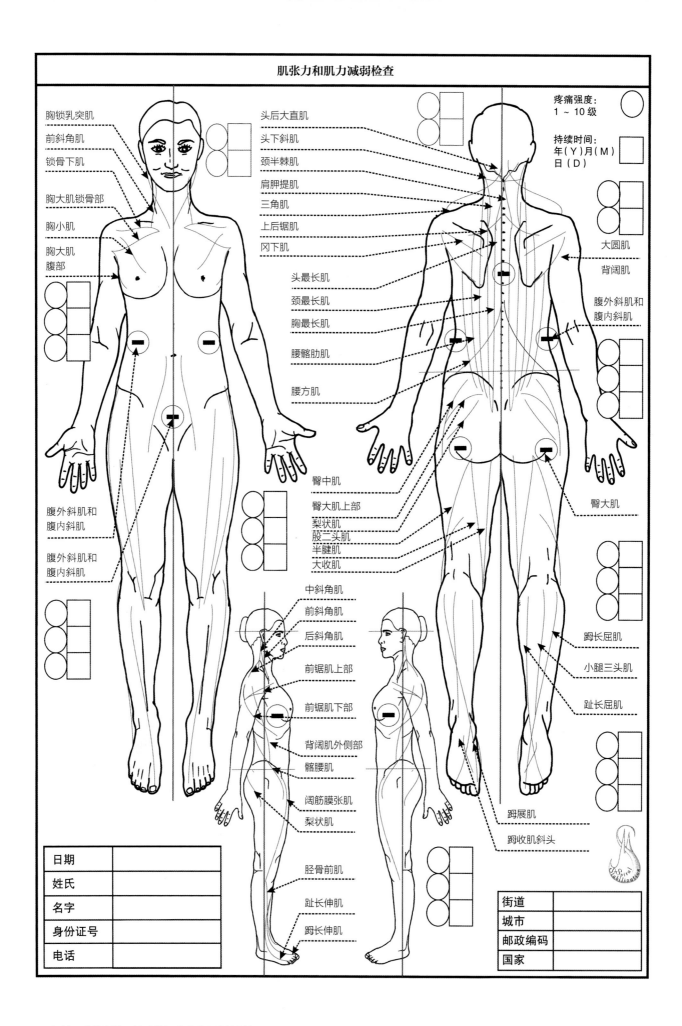

肌张力和肌力减弱检查

胸锁乳突肌
前斜角肌
锁骨下肌

胸大肌锁骨部
胸小肌
胸大肌
腹部

腹外斜肌和
腹内斜肌

腹外斜肌和
腹内斜肌

头后大直肌
头下斜肌
颈半棘肌
肩胛提肌
三角肌
上后锯肌
冈下肌

头最长肌
颈最长肌
胸最长肌
腰髂肋肌
腰方肌

臀中肌
臀大肌上部
梨状肌
股二头肌
半腱肌
大收肌

中斜角肌
前斜角肌
后斜角肌
前锯肌上部
前锯肌下部
背阔肌外侧部
髂腰肌
阔筋膜张肌
梨状肌
胫骨前肌
趾长伸肌
踇长伸肌

疼痛强度：
1～10级

持续时间：
年（Y）月（M）
日（D）

大圆肌
背阔肌

腹外斜肌和
腹内斜肌

臀大肌

踇长屈肌
小腿三头肌
趾长屈肌

踇展肌
踇收肌斜头

日期	
姓氏	
名字	
身份证号	
电话	

街道	
城市	
邮政编码	
国家	

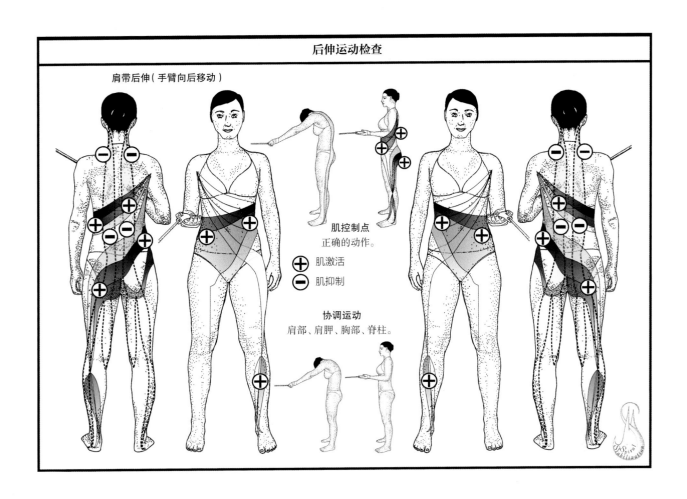

后伸运动检查

肩带后伸（手臂向后移动）

肌控制点
正确的动作。

⊕ 肌激活
⊖ 肌抑制

协调运动
肩部、肩胛、胸部、脊柱。

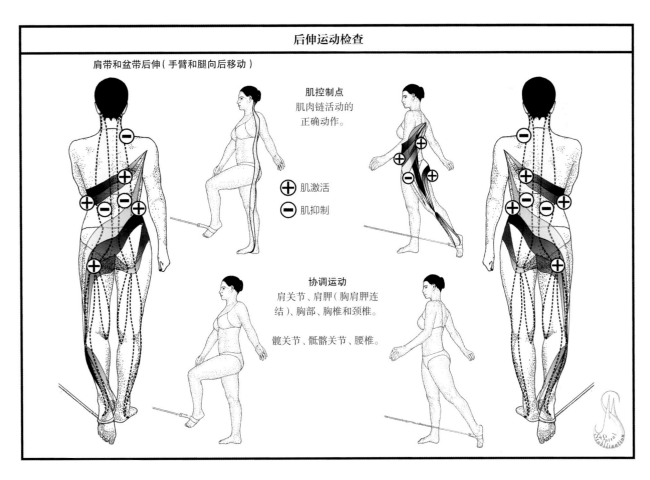

后伸运动检查

肩带和盆带后伸（手臂和腿向后移动）

肌控制点
肌肉链活动的
正确动作。

⊕ 肌激活
⊖ 肌抑制

协调运动
肩关节、肩胛（胸肩胛连
结）、胸部、胸椎和颈椎。

髋关节、骶髂关节、腰椎。

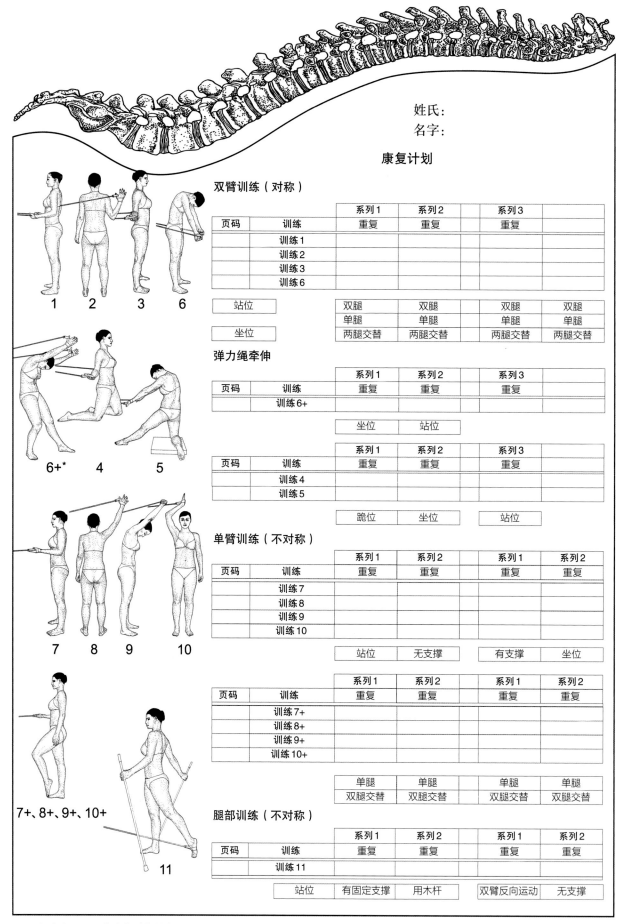

姓氏：

名字：

康复计划

双臂训练（对称）

页码	训练	系列1 重复	系列2 重复	系列3 重复	
	训练1				
	训练2				
	训练3				
	训练6				

站位	双腿	双腿	双腿	双腿
	单腿	单腿	单腿	单腿
坐位	两腿交替	两腿交替	两腿交替	两腿交替

弹力绳牵伸

页码	训练	系列1 重复	系列2 重复	系列3 重复
	训练6+			

坐位	站位

页码	训练	系列1 重复	系列2 重复	系列3 重复
	训练4			
	训练5			

跪位	坐位	站位

单臂训练（不对称）

页码	训练	系列1 重复	系列2 重复	系列1 重复	系列2 重复
	训练7				
	训练8				
	训练9				
	训练10				

站位	无支撑	有支撑	坐位

页码	训练	系列1 重复	系列2 重复	系列1 重复	系列2 重复
	训练7+				
	训练8+				
	训练9+				
	训练10+				

单腿	单腿	单腿	单腿
双腿交替	双腿交替	双腿交替	双腿交替

腿部训练（不对称）

页码	训练	系列1 重复	系列2 重复	系列1 重复	系列2 重复
	训练11				

站位	有固定支撑	用木杆	双臂反向运动	无支撑

*译者注："+"代表在原有训练基础上改为单腿站立训练。

评估螺旋肌肉链功能的重要参数

1. 肩带后伸能力（参数1）

测量外耳到肩峰前缘（肩胛骨末端）的距离。

评估手臂前后位置的距离改变。

该参数评估了低位固定肩胛骨的能力，以及激活背阔肌（LD）螺旋肌肉链的能力。

2. 盆带后伸能力（参数5）

测量身体轴线与髌骨（膝盖）之间的距离。

身体轴线是从外耳垂直于地面（垂直线），并穿过骨盆中心。

使用一个杆靠于背部，防止腰椎前凸超过2.5cm（一拇指宽的距离）。

该参数评估了通过伸髋和骶髂关节跨步的能力。

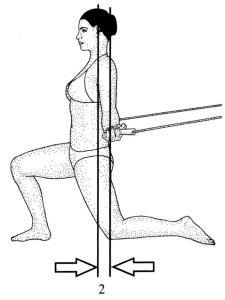

2

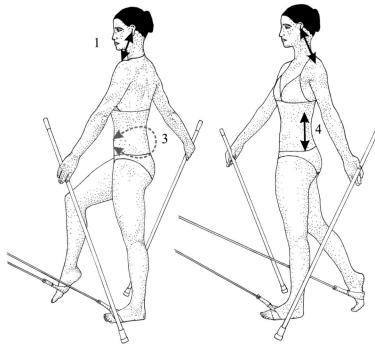

1

3

4

3. 腰围（脐点）（参数3）

测量经脐腰围的变化。

该参数评估了通过激活腹斜肌和腹横肌收缩腰围的能力。

4. 腰椎提升能力（参数4）

骨盆和第10肋之间上提。

测量骨盆上缘与第10肋之间的距离。

在距离躯干后平面8cm处测量。

该参数评估了矫正脊椎前凸、牵伸椎间盘的能力。

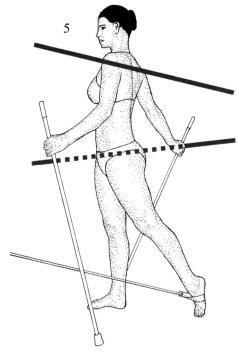

5

5. 胸部骨盆相对旋转能力（参数9）

相对骨盆，测量胸部的旋转。

肩带与盆带之间形成夹角。从上面观察肩带和盆带的运动，测量两个杆之间的夹角。

这个参数评估了通过旋转骨盆扩展步长的能力。

评估螺旋肌肉链功能

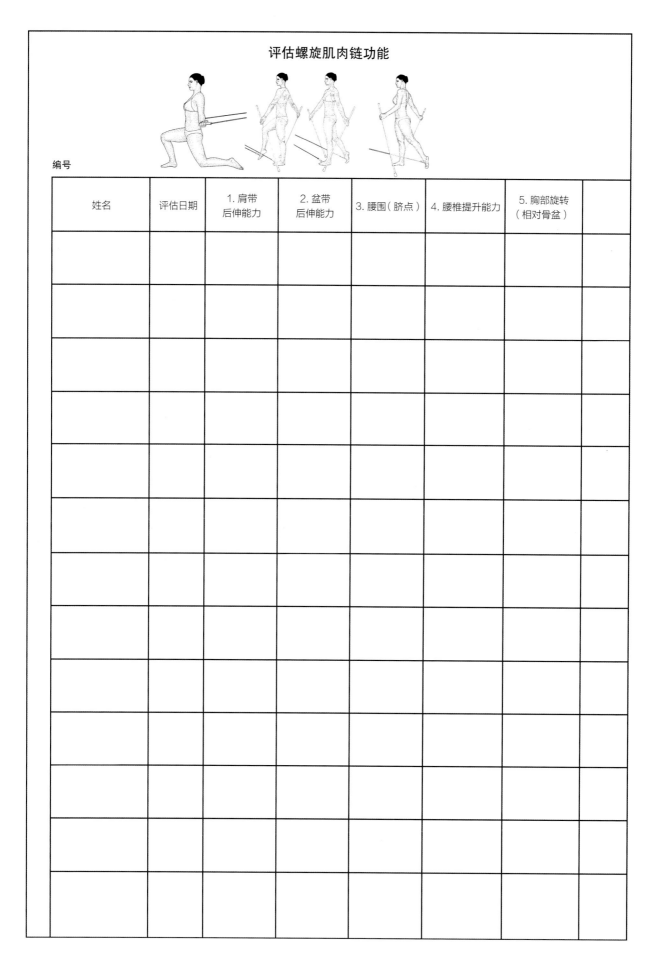

编号

	姓名	评估日期	1. 肩带后伸能力	2. 盆带后伸能力	3. 腰围（脐点）	4. 腰椎提升能力	5. 胸部旋转（相对骨盆）	

第五章
主要的稳定肌肉链介绍

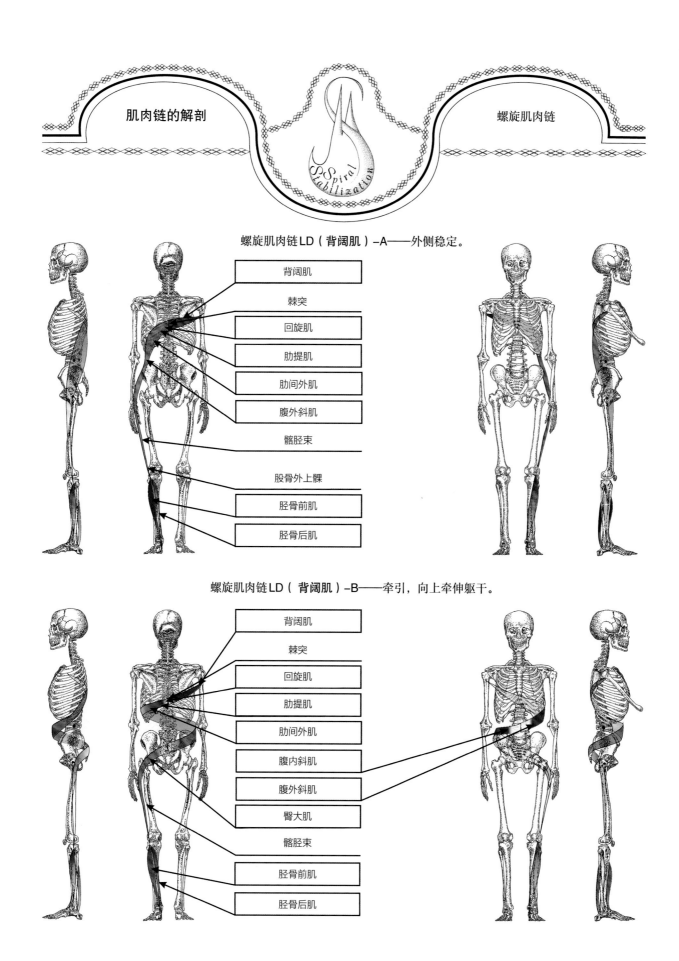

螺旋肌肉链LD（背阔肌）–A——外侧稳定。

| 背阔肌 |
| 棘突 |
| 回旋肌 |
| 肋提肌 |
| 肋间外肌 |
| 腹外斜肌 |
| 髂胫束 |
| 股骨外上髁 |
| 胫骨前肌 |
| 胫骨后肌 |

螺旋肌肉链LD（背阔肌）–B——牵引，向上牵伸躯干。

| 背阔肌 |
| 棘突 |
| 回旋肌 |
| 肋提肌 |
| 肋间外肌 |
| 腹内斜肌 |
| 腹外斜肌 |
| 臀大肌 |
| 髂胫束 |
| 胫骨前肌 |
| 胫骨后肌 |

螺旋肌肉链LD（背阔肌）–C——牵引，相对骨盆旋转胸部。

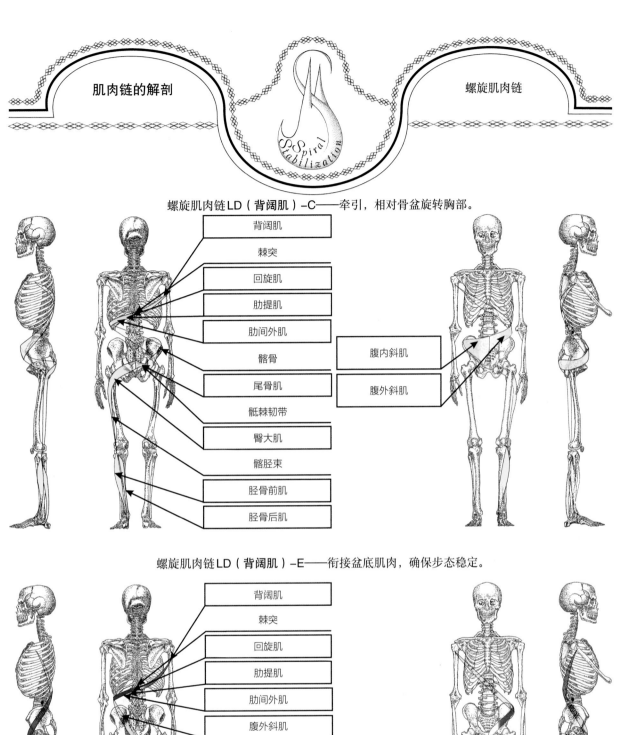

- 背阔肌
- 棘突
- 回旋肌
- 肋提肌
- 肋间外肌
- 髂骨
- 尾骨肌
- 骶棘韧带
- 臀大肌
- 髂胫束
- 胫骨前肌
- 胫骨后肌
- 腹内斜肌
- 腹外斜肌

螺旋肌肉链LD（背阔肌）–E——衔接盆底肌肉，确保步态稳定。

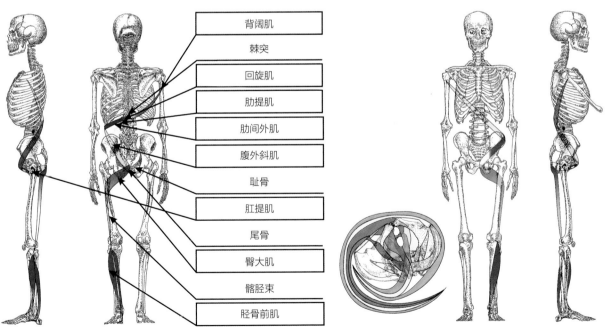

- 背阔肌
- 棘突
- 回旋肌
- 肋提肌
- 肋间外肌
- 腹外斜肌
- 耻骨
- 肛提肌
- 尾骨
- 臀大肌
- 髂胫束
- 胫骨前肌

螺旋肌肉链 TR（斜方肌）–C——牵引，与 LD-B 一起，向上牵伸躯干。

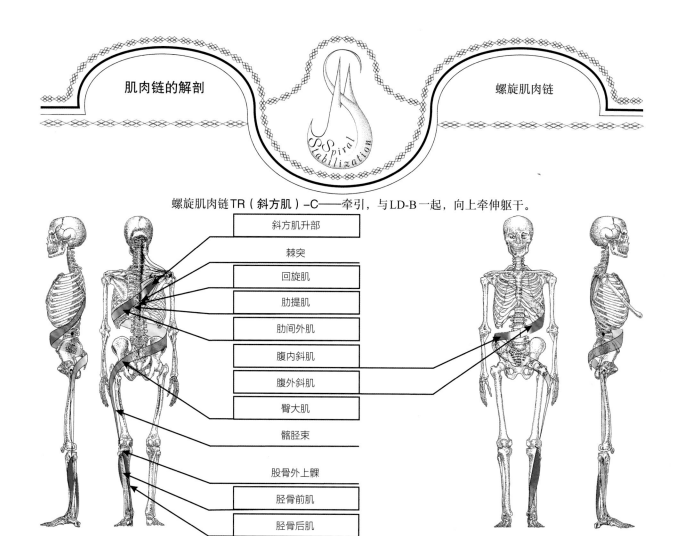

| 斜方肌升部 |
| 棘突 |
| 回旋肌 |
| 肋提肌 |
| 肋间外肌 |
| 腹内斜肌 |
| 腹外斜肌 |
| 臀大肌 |
| 髂胫束 |
| 股骨外上髁 |
| 胫骨前肌 |
| 胫骨后肌 |

螺旋肌肉链 TR（斜方肌）–E——与 LD-E 一起，衔接盆底肌肉，确保步态稳定。

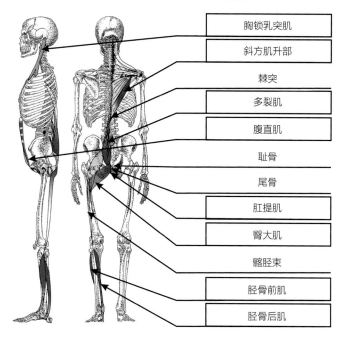
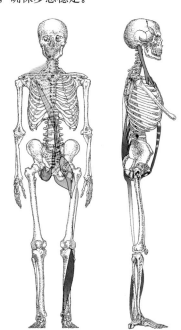

| 胸锁乳突肌 |
| 斜方肌升部 |
| 棘突 |
| 多裂肌 |
| 腹直肌 |
| 耻骨 |
| 尾骨 |
| 肛提肌 |
| 臀大肌 |
| 髂胫束 |
| 胫骨前肌 |
| 胫骨后肌 |

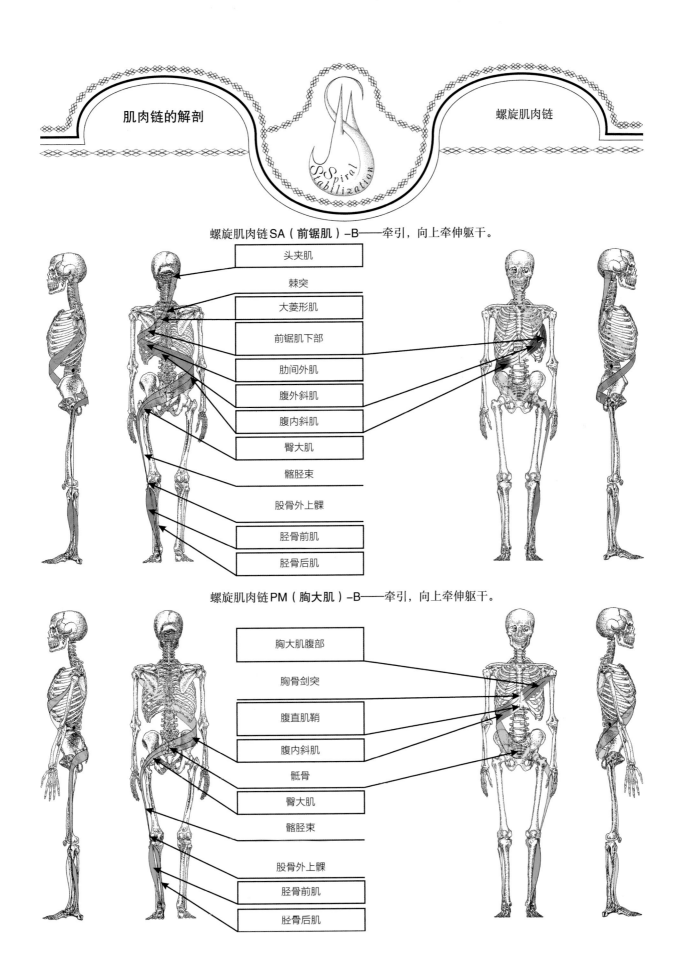

螺旋肌肉链SA（前锯肌）–B——牵引，向上牵伸躯干。

头夹肌
棘突
大菱形肌
前锯肌下部
肋间外肌
腹外斜肌
腹内斜肌
臀大肌
髂胫束
股骨外上髁
胫骨前肌
胫骨后肌

螺旋肌肉链PM（胸大肌）–B——牵引，向上牵伸躯干。

胸大肌腹部
胸骨剑突
腹直肌鞘
腹内斜肌
骶骨
臀大肌
髂胫束
股骨外上髁
胫骨前肌
胫骨后肌

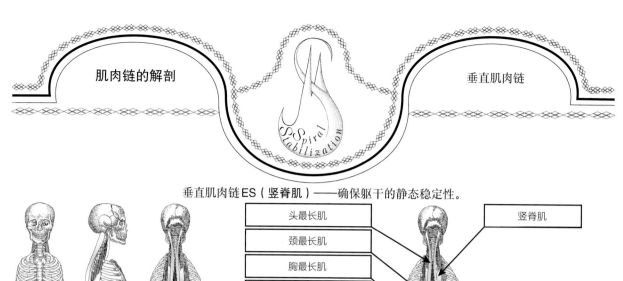

垂直肌肉链ES（竖脊肌）——确保躯干的静态稳定性。

头最长肌	竖脊肌
颈最长肌	
胸最长肌	
髂肋肌	髂骨
梨状肌	骶骨
臀大肌	骶棘韧带
大收肌	骶结节韧带
股二头肌	
半膜肌	腓骨头
半腱肌	
腓骨肌	

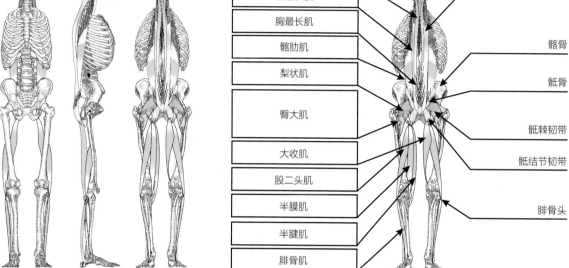

垂直肌肉链QL（腰方肌）-A——确保躯干的静态稳定性。

腰方肌	第12肋
	第1～5腰椎横突
	髂嵴
阔筋膜张肌	髂骨
	髂前上棘
股直肌	髂前下棘
	胫骨粗隆
比目鱼肌	跟骨结节

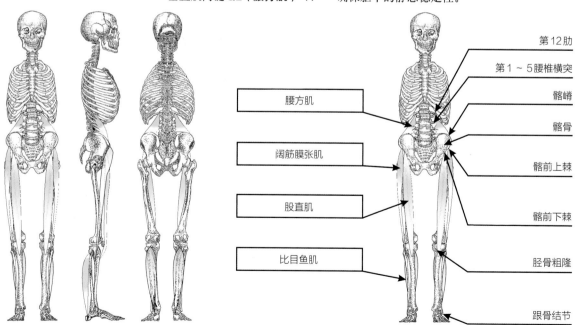

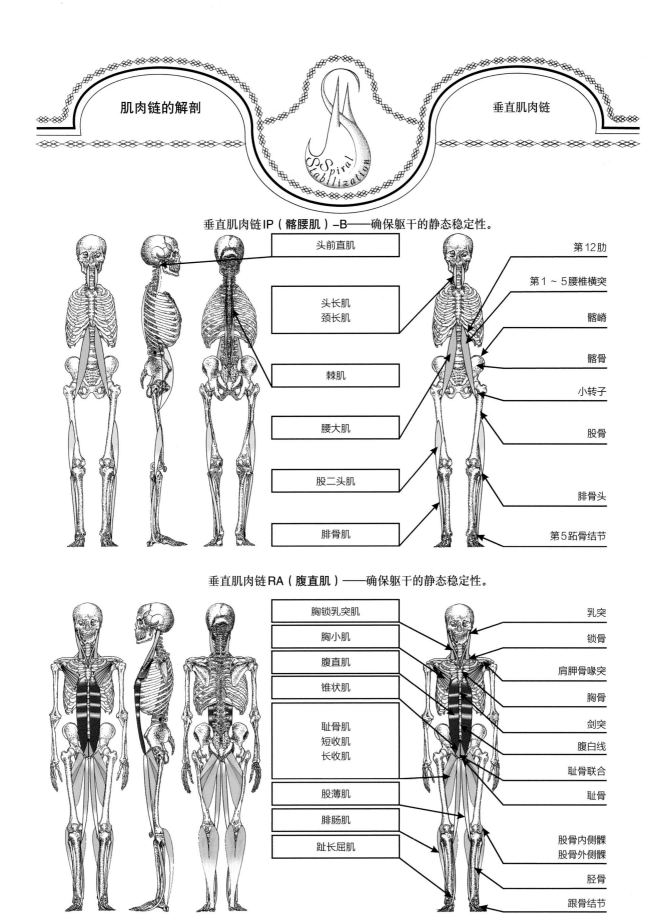

肌肉链的解剖

垂直肌肉链

Spiral Stabilization

垂直肌肉链IP（髂腰肌）-B——确保躯干的静态稳定性。

| 头前直肌 |
| 头长肌
颈长肌 |
| 棘肌 |
| 腰大肌 |
| 股二头肌 |
| 腓骨肌 |

第12肋
第1～5腰椎横突
髂嵴
髂骨
小转子
股骨
腓骨头
第5跖骨结节

垂直肌肉链RA（腹直肌）——确保躯干的静态稳定性。

| 胸锁乳突肌 |
| 胸小肌 |
| 腹直肌 |
| 锥状肌 |
| 耻骨肌
短收肌
长收肌 |
| 股薄肌 |
| 腓肠肌 |
| 趾长屈肌 |

乳突
锁骨
肩胛骨喙突
胸骨
剑突
腹白线
耻骨联合
耻骨
股骨内侧髁
股骨外侧髁
胫骨
跟骨结节

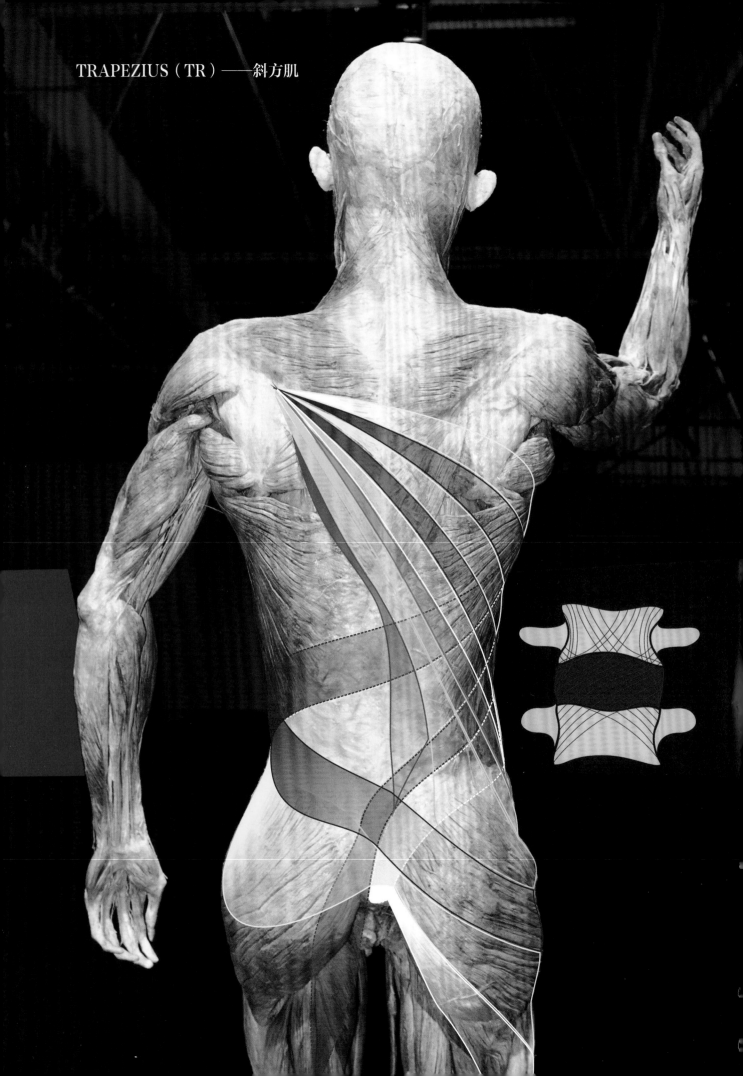

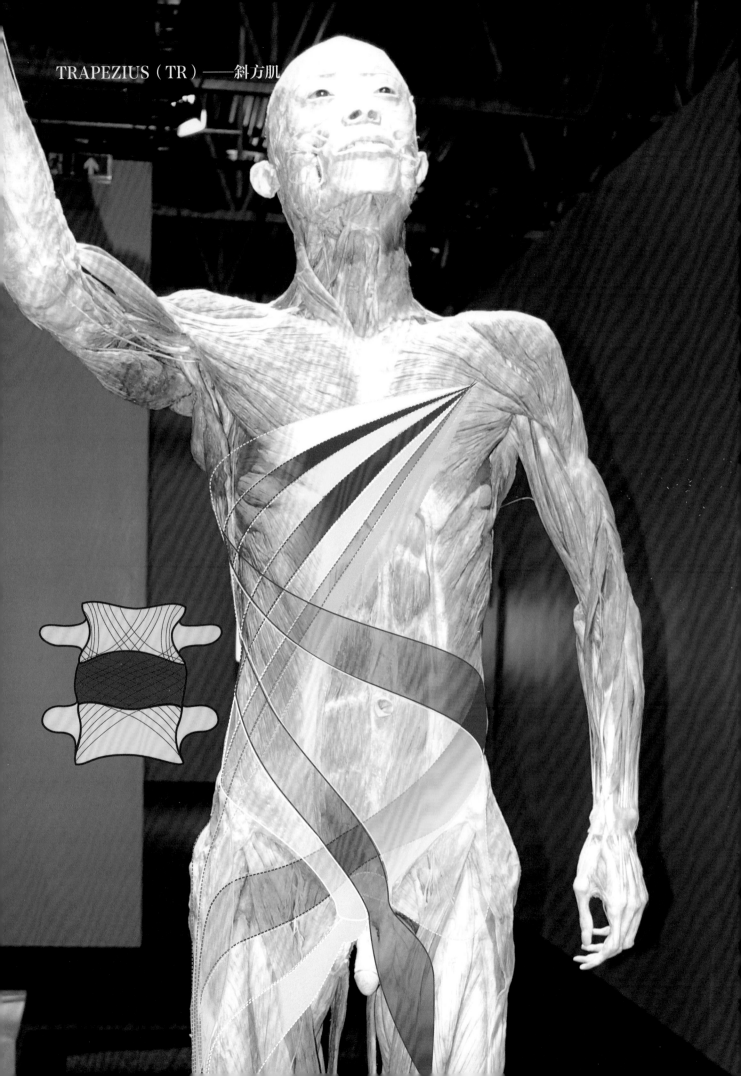

TRAPEZIUS（TR）——斜方肌

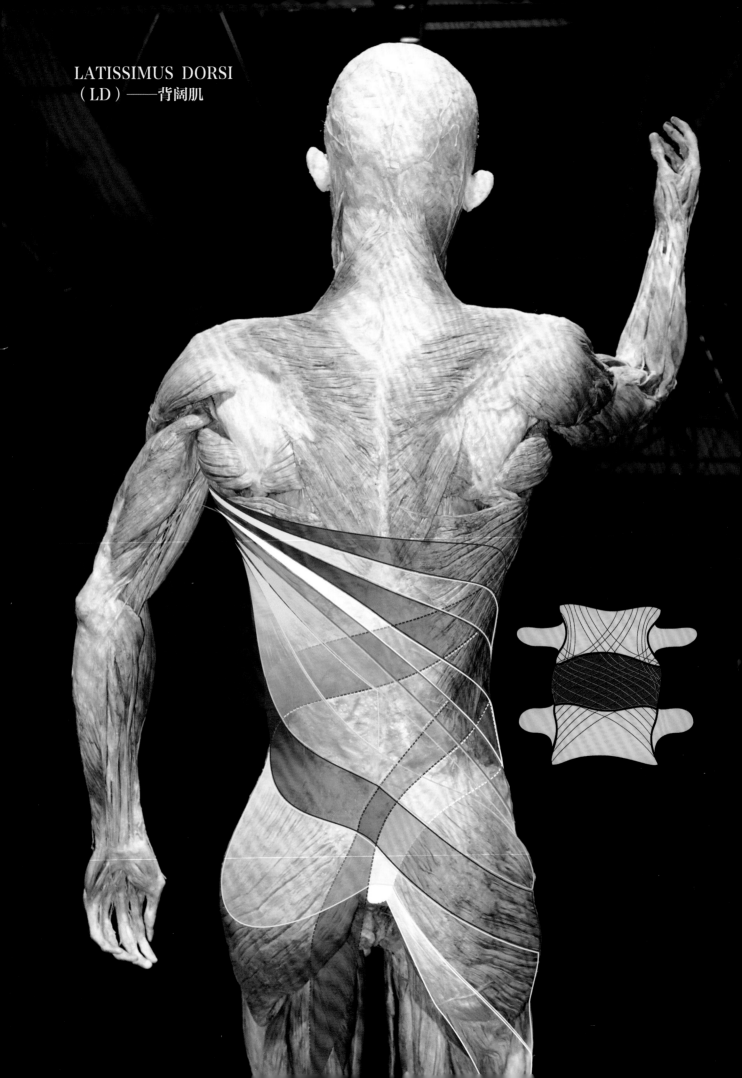

LATISSIMUS DORSI
（LD）——背阔肌

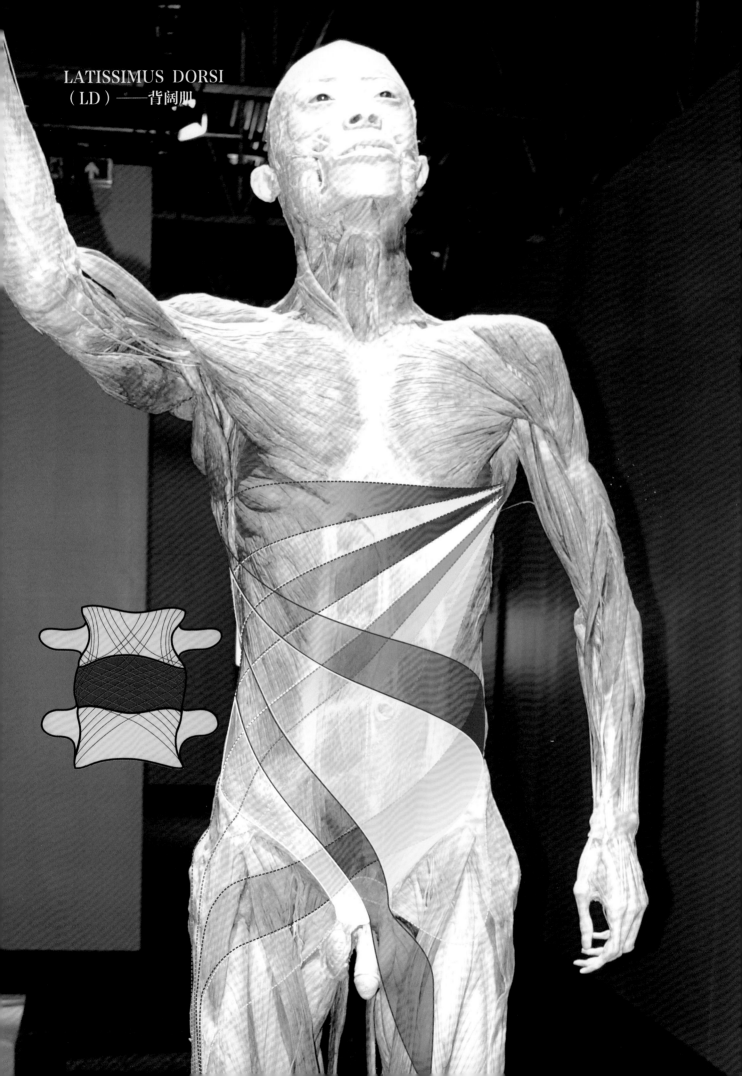

LATISSIMUS DORSI
（LD）——背阔肌

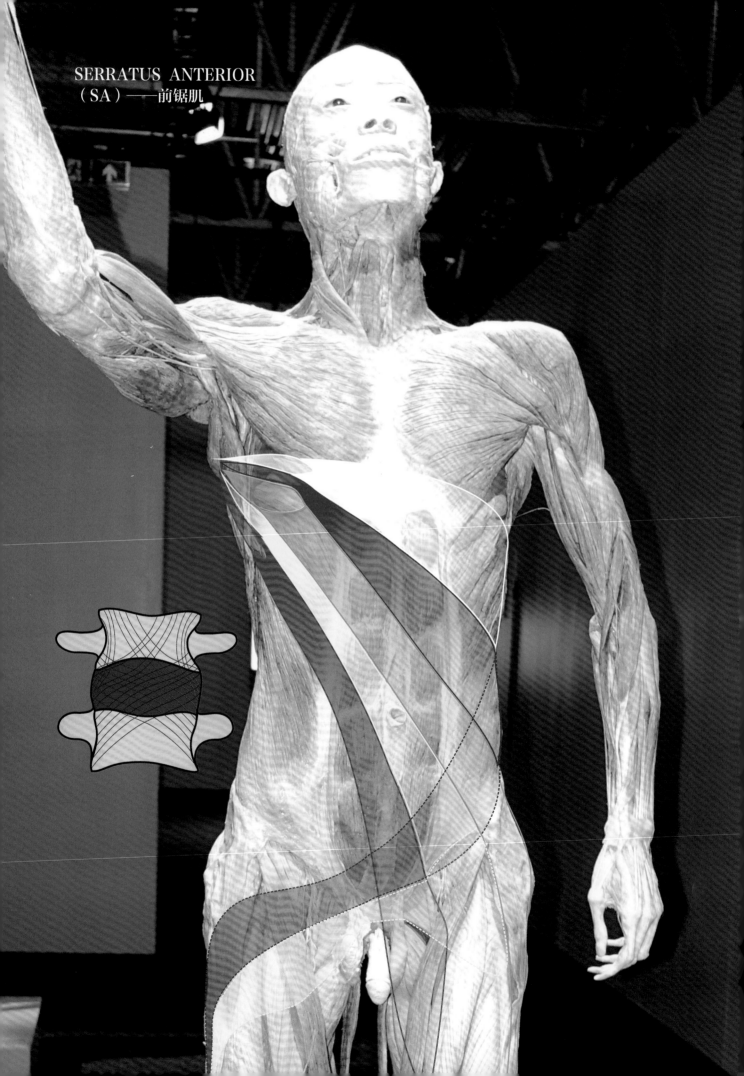

SERRATUS ANTERIOR
（SA）——前锯肌

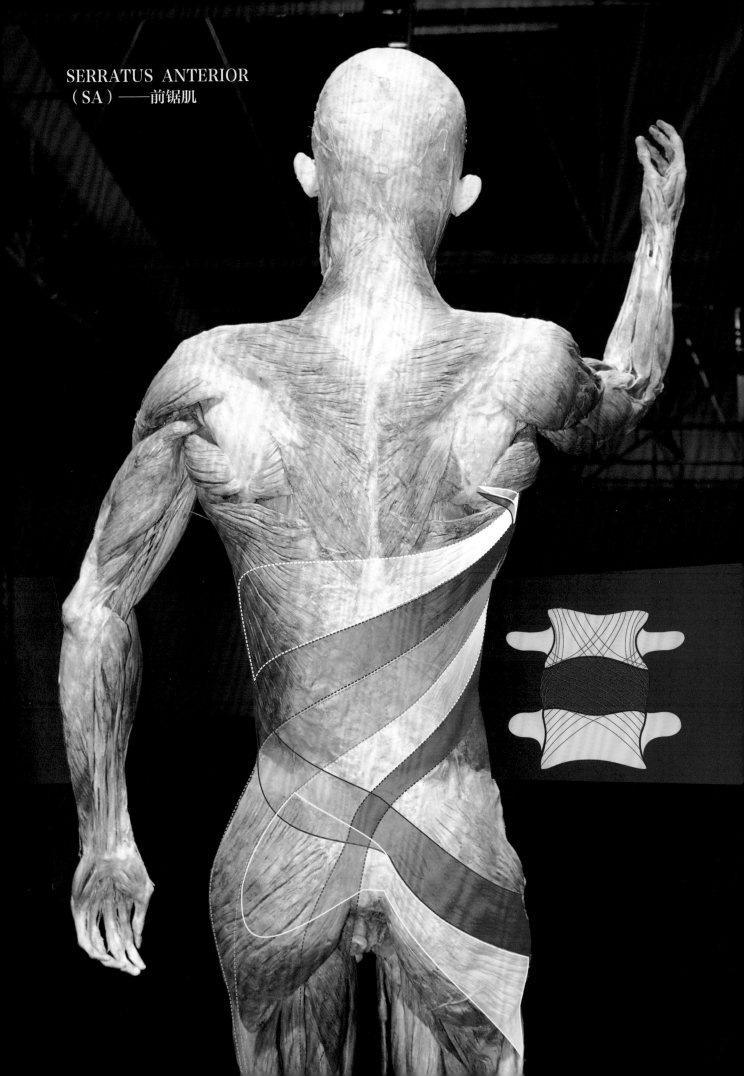

SERRATUS ANTERIOR
（SA）——前锯肌

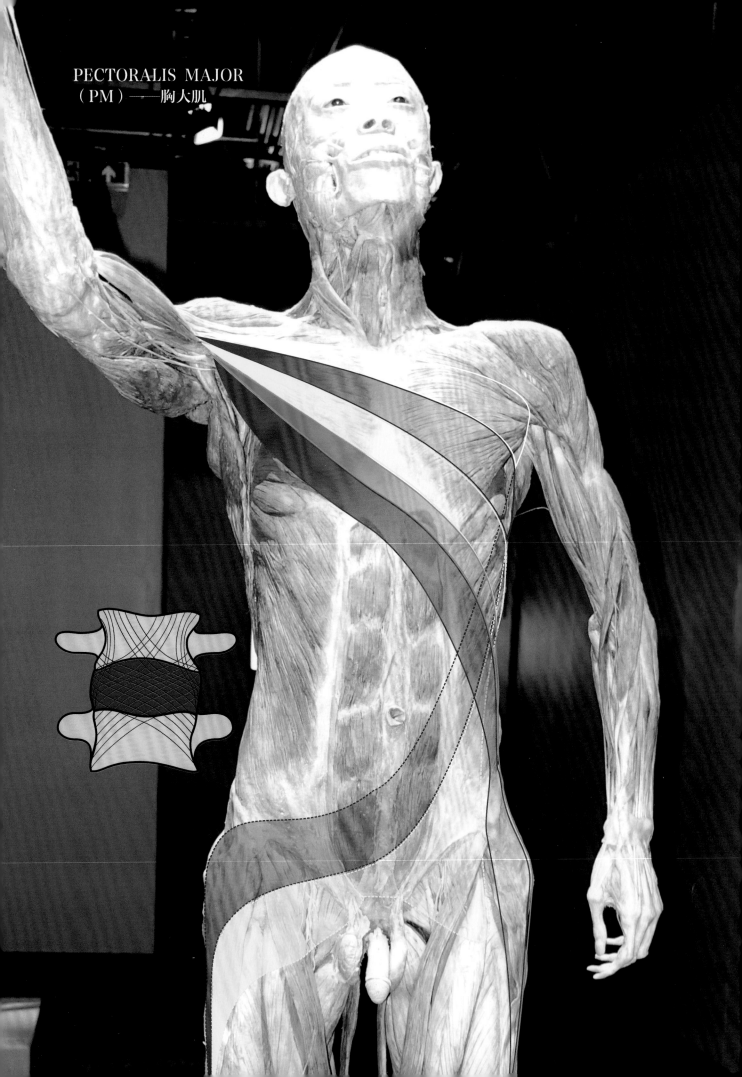

PECTORALIS MAJOR
（PM）——胸大肌

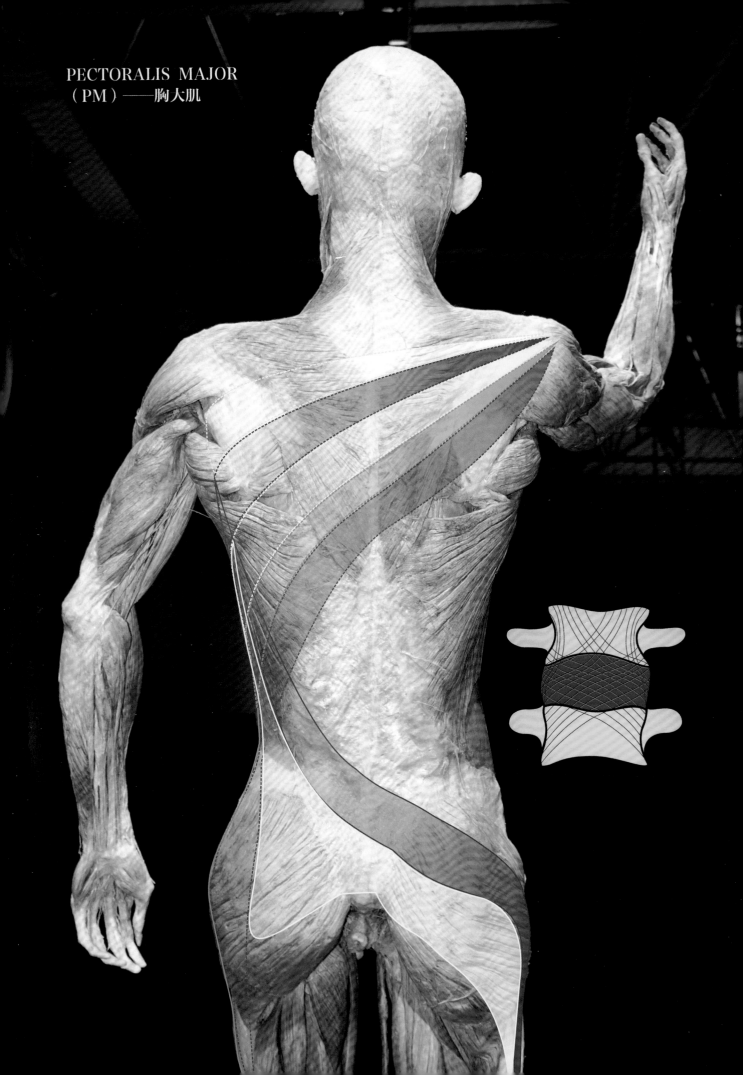

PECTORALIS MAJOR
（PM）——胸大肌

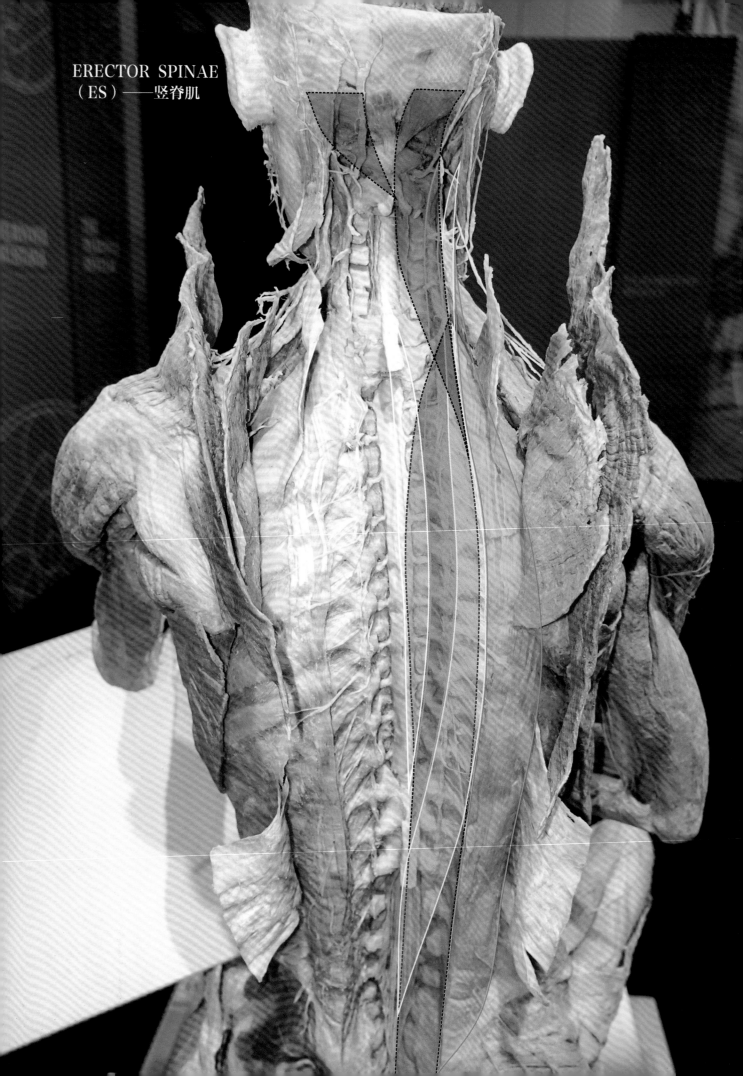

ERECTOR SPINAE
（ES）——竖脊肌

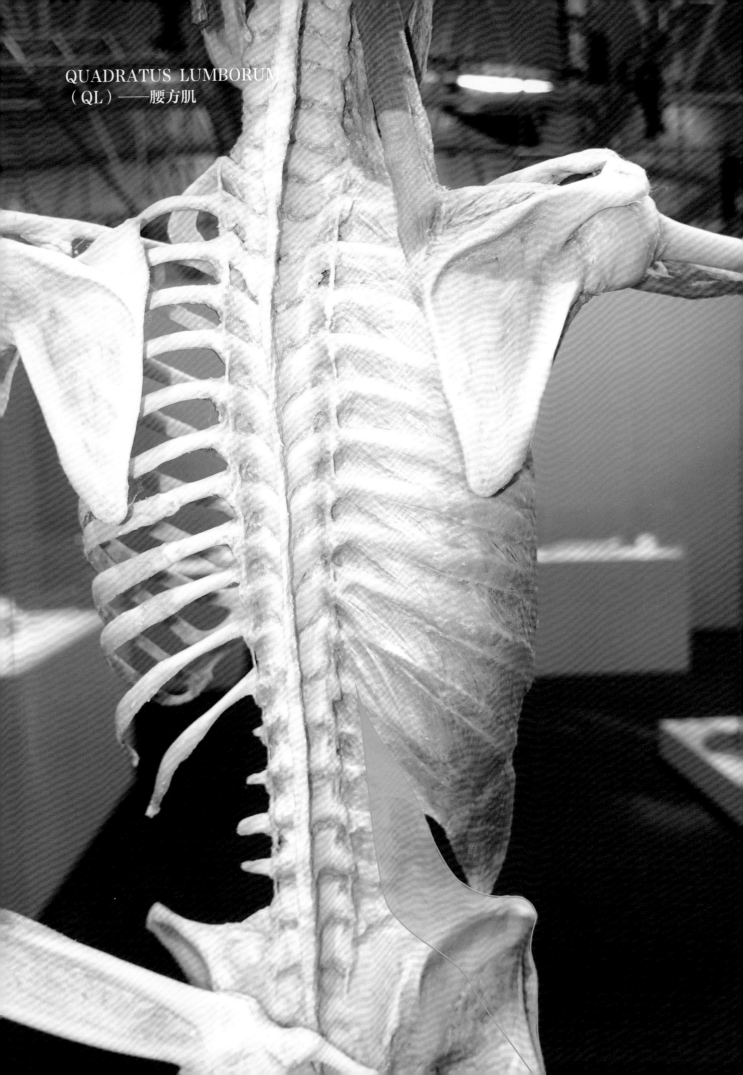

QUADRATUS LUMBORUM
（QL）——腰方肌

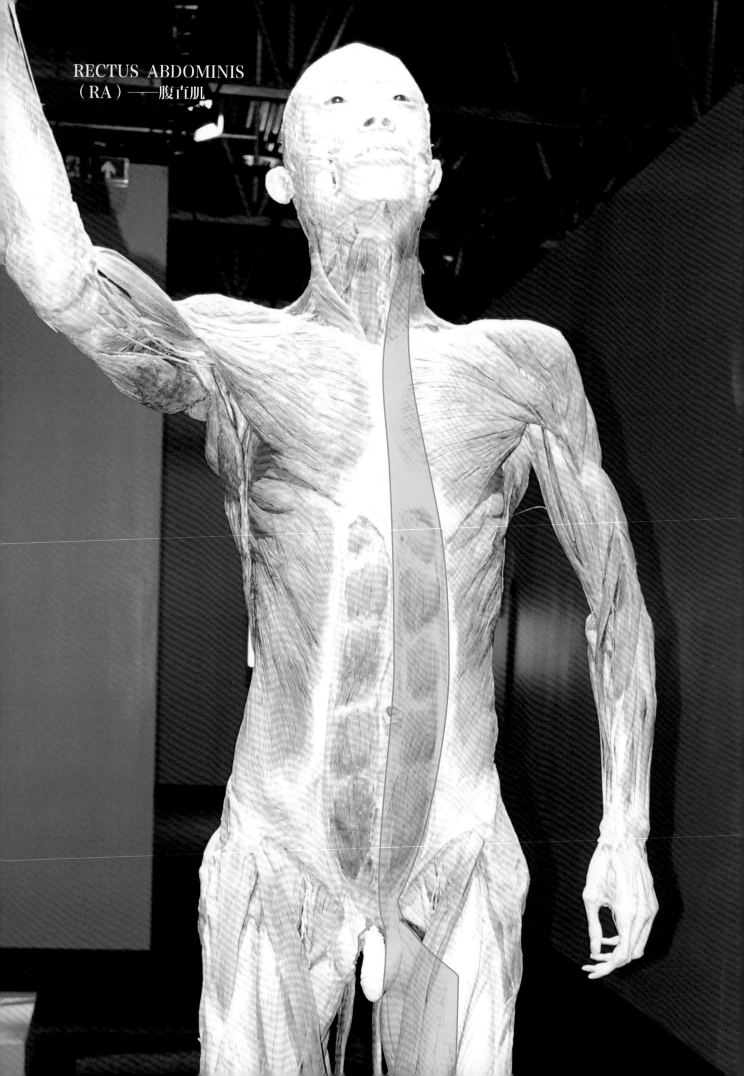

RECTUS ABDOMINIS
（RA）——腹直肌

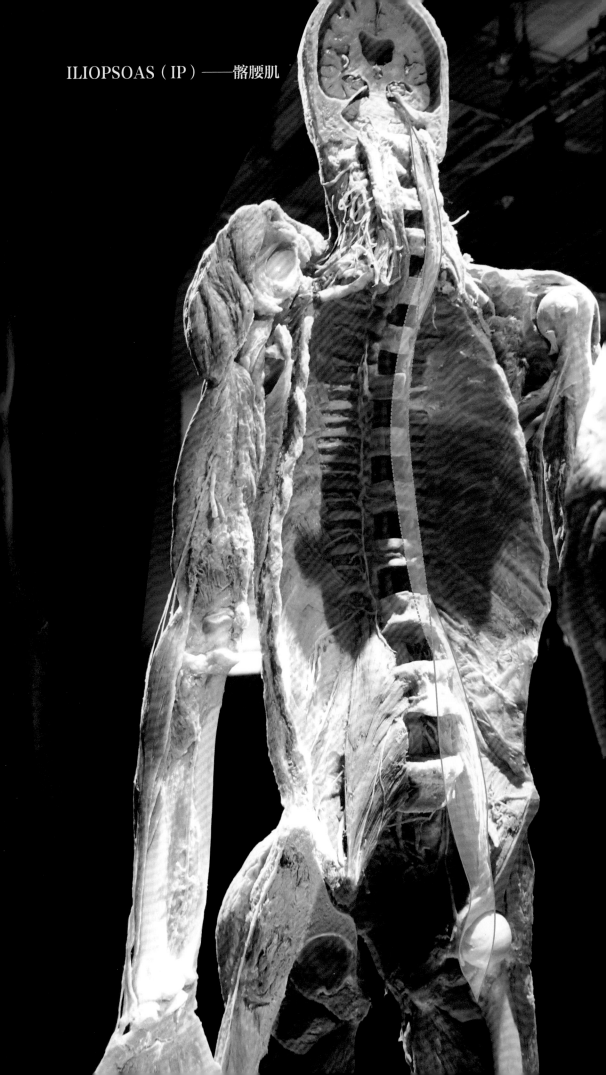

ILIOPSOAS（IP）——髂腰肌

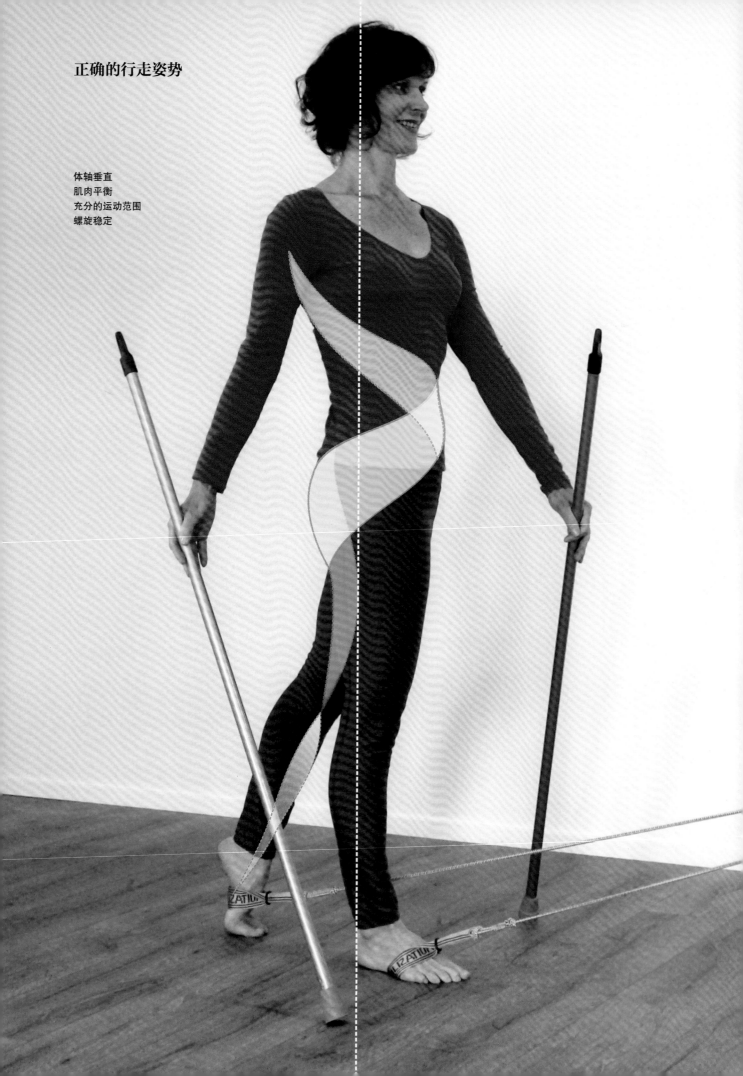

正确的行走姿势

体轴垂直
肌肉平衡
充分的运动范围
螺旋稳定

正确的运动姿势

体轴垂直
肌肉平衡
螺旋稳定

充分的运动范围

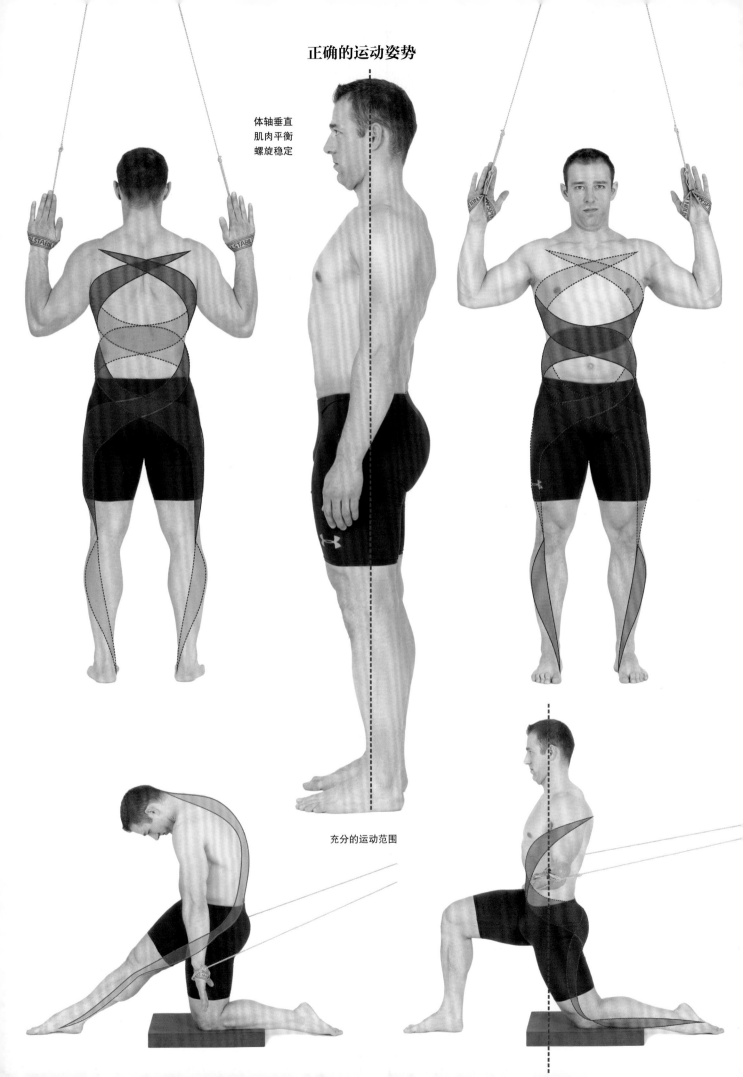

Treating a herniated intervertebral disc and scoliosis by training the spiral muscle chains © 2018 by Dr. Richard Smíšek

版权贸易合同登记号　图字：01-2019-0541

图书在版编目（CIP）数据

螺旋肌肉链训练：治疗椎间盘突出和脊柱侧弯／（捷）理查德·施米西科，（捷）凯瑟琳·施米西科娃，（捷）苏珊·施米西科娃著；隋鸿锦等译. —北京：电子工业出版社，2019.4

书名原文：Treating a herniated intervertebral disc and scoliosis by training the spiral muscle chains

ISBN 978-7-121-36031-2

Ⅰ.①螺…　Ⅱ.①理…　②凯…　③苏…　④隋…　Ⅲ.①椎间盘突出－康复训练　②脊柱畸形－康复训练

Ⅳ.①R681.509　②R682.109

中国版本图书馆CIP数据核字（2019）第026586号

策划编辑：郝喜娟

责任编辑：郝喜娟

印　　刷：北京盛通印刷股份有限公司

装　　订：北京盛通印刷股份有限公司

出版发行：电子工业出版社

　　　　　北京市海淀区万寿路173信箱　　邮编：100036

开　　本：880×1230　1/16　　印张：7.75　　字数：285千字

版　　次：2019年4月第1版

印　　次：2024年12月第15次印刷

定　　价：68.00元

凡所购买电子工业出版社图书有缺损问题，请向购买书店调换。若书店售缺，请与本社发行部联系，联系及邮购电话：(010) 88254888，88258888。

质量投诉请发邮件至zlts@phei.com.cn，盗版侵权举报请发邮件至dbqq@phei.com.cn。

本书咨询联系方式：haoxijuan@phei.com.cn。